永寿総合病院
がん診療支援・緩和ケアセンター長
廣橋 猛

がんばらないで生きる

がんになった緩和ケア医が伝える
「40歳からの健康の考え方」

KADOKAWA

はじめに

その日は突然やってきた

「健診受けてくるから、少しだけいなくなるよ」

早朝からカンファレンス（会議）、緩和ケア病棟の回診、指示出しなどを終え、ようやく一息ついたとき。私はその日のリーダー看護師だった川上さんに声をかけました。

「不安定な患者さんもいるから、何かあったら電話しますね」

看護師としてはすでに中堅で、しっかりしている川上さんだから、ちょっとのことくらいでは電話してこないだろうなと思いながら、

「うん、よろしく。なるべく早く戻るよ」

そう言って、病院から１００メートルくらいの距離にある、付属の健診センターへ歩いていきました。病院に勤務する医師にとって、メリットかどうかは分かりませんが、自分の健康診断を職場で受けることができるのです。でも、健康診断の最中も、病院のＰＨＳは肌身離さず持ち歩くことになるので気は休まりません。

健診センターの更衣室で、一般の方に交じってお揃《そろ》いの検査着に着替えてから、採血、血圧測定、レントゲン、心電図と回っていきます。その最中にもＰＨＳには入院患者さんの処方の確認や、外来から患者さんの予約の確認などの連絡が入ってきます。健診センターの看護師さんも、私が忙しい勤務の最中に来ていることを知っているので、その連絡の間も嫌な顔ひとつせず待っていてくれます。

健診は順調に進み、残りはオプションでお願いしていた検査を受ける流れでした。先に胸部と腹部の単純ＣＴ検査を終え、そして最後に頸動脈《けいどうみやく》の超音波検査でした。検査を担当してくれたのは、お互いの子供が同じ小学校に通っていた知り合いの検査技師の岡田さん。顔見知りの技師さんなので、私は緊張のカケラもなく検査台に横たわりました。

岡田さんはプローブという超音波（エコー）の器具を私の首元に当てながら、何度も丁寧に繰り返し見ていきます。何度も同じところに当てながら、彼女は小さい声でこう切り出しました。

「先生、頸動脈は問題ないんですけど、甲状腺がちょっと……。いくつか腫瘍っぽいものが見えます」

「えっ……？」

そのとき、私はすぐに返答もできず、検査室は静まりかえっていました。

「この画像、甲状腺の専門の先生にも確認してもらった方がいいと思うので、またすぐ連絡しますね」

そう言って、検査は終わりになりました。検査着から病院のスクラブ（医療用白衣）に着替えて、歩いて緩和ケア病棟に戻りました。

川上さんは、

「あ、やっと帰ってきた。入院患者さんの指示で確認したいことがあるんですけど」

と待ち構えていました。

しかし、私は上の空で、どう答えたか覚えていません。察しのよい川上さんは私の異変に気がついたのでしょうか。
「あとは落ち着いているから大丈夫です」
と、すぐ私のそばから離れて、患者さんのケアに入っていきました。

甲状腺……腫瘍……。
ああ、おそらくがんだろうなぁ。

私も医師の端くれです。最低限の知識として、甲状腺の検査で最も有用なのが超音波であることは知っていました。超音波で悪性かどうかは、だいたい分かるはずです。あの彼女が慌てて言うくらいだから悪性腫瘍、すなわちがんなんだろうなと察しました。

私は緩和ケア病棟で電子カルテの前に座り、30分くらい呆然《ぼうぜん》とした時間を過ごしました。この周りの空気だけよどんでいるように感じました。緩和ケア病棟には進行がん患者さんばかりが入院しています。私が普段診療している患者さんも、そのような方ばかりです。

まさか、自分ががんになるなんて……。

もし進行性のがんだったらどうしよう……。

そんなとき、ふと、思い出しました。

そういえば、今日は健診でＣＴも撮ったんだった。これでがんの転移でも映っていたらどうしよう。

医師が自分の病院で健康診断を受けるメリットの１つが、検査結果をすぐに確認できるというものです。電子カルテで確認したところ、まだ最終結果は出ていませんでしたが、ＣＴには明らかな腫瘍やリンパ節の腫れは映っていないことを確認しました。

よかった……。

少しだけ安心できたけれど、それでもザワついた心はおさまることがありませんでした。

甲状腺に多発する腫瘍

やがて、検査技師の岡田さんが電話をくれました。

「先生、やっぱり腫瘍が怪しいから、しっかり診てもらった方がいいです」

そのときには、ある程度覚悟を決めていた私は、

「ありがとうございます。耳鼻科の先生に診てもらいます」

と、検査で見つけてくれたお礼を伝えました。

その足で病院の耳鼻咽喉科の部長であり、腫瘍が専門である藤井正人《まさと》先生に連絡をとりました。

「藤井先生、実は健診で甲状腺に腫瘍があると言われたのですが、お時間のあるときに診ていただけますか？」

「えっ⁉　先生が？」

と大変驚かれて、その日の外来終了後に診てくださると約束されました。

藤井先生とは耳鼻咽喉科領域のがん患者さんを多く一緒に診察しており、その的確な診断と治療方針の策定から、私は全幅の信頼をおいていました。

その日の夕方、外来が終わったあとの時間に呼んでくださり、私はスクラブを着たまま、がらんとした耳鼻咽喉科外来の診察台に横たわりました。藤井先生自ら超音波のプローブを当てられて、丁寧に診てくださいました。

「うーん、たしかにありますね。右葉《うよう》と左葉《さよう》、そして峡部《きょうぶ》にもいくつか腫瘍があります。これは生検（生体組織採取検査）しないとダメですね。手術だと全摘になるかもしれないです」

そうか、やっぱりいくつも腫瘍があるのか……。

甲状腺もすべて手術でとらないとダメなのか……。

藤井先生と検査の日時を打ち合わせしながら、思い出したのは彼のことでした。

がんで亡くなった友人のおかげで見つかった

私の大学の同級生で、母校にて麻酔科医として活躍していた坂本くんという友人がいました。

彼が胃がんのために亡くなったのは2019年10月でした。

彼とは医学生時代、一緒にバカな遊びをし、一緒に医師国家試験の勉強をし、青春時代をともに過ごした大切な仲間でした。そんな彼が胃がん、しかもお腹の中にがん細胞が散らばるなど進行した状況で闘病していることを知ったとき、大変ショックを受けました。

彼は大変頭がよく、自分自身の置かれた状況を冷静に把握していました。いや、冷静だったわけないですね。でも、私たちにはそのような素振りは見せず、ちょくちょくメールで連絡をくれました。

ちょうど抗がん剤治療で入退院を繰り返していた彼は、お腹の痛みや張り感に苦しんでいました。あまり痛み止めが効かないと、緩和ケアの専門医である私にアドバイスをよく求めてきました。

「我慢しないで、医療用麻薬のこういう薬を処方してもらった方がいい」
「痛み止めを飲むタイミングはこうした方がいい」
「緩和ケアチームにも入ってもらったらいいんじゃないか」

「ぴろ、ありがとう」（私の学生時代のあだ名はぴろでした）
「緩和ケアの大切さを身に沁《し》みて実感するよ」
「痛みを我慢していて、治療がうまくいくわけないよな」
「ぴろ、緩和ケアをもっと日本に広めてくれよ」

直接診療することができない、そんなもどかしさを感じながら、でも、日々そういったやりとりをしながら、遠距離での応援を続けてきました。

そして、2019年の夏休み。
ようやく直接お見舞いに行くことが叶《かな》いました。

母校の大学病院に入院していた彼のもとを、もう1人学生時代を一緒に過ごしてきた木川くん（いまは埼玉県で立派な救急医として活躍中）とともに訪れました。

卒業から10年以上経っていても、学生時代と変わらない会話。

楽しい時間を過ごすことができました。

そんな中、坂本くんは以前からSNSでも書き綴《つづ》っていた内容を、私たちにも繰り返し話してきました。

「健診はしっかり受けろよ。俺は仕事が忙しくて、体調が悪いのに病院を受診するのが遅くなってしまった。そのことをとても後悔している。みんなにはこんなことになってほしくないから、どんなに忙しくても健診はしっかり受けろよ。体調を最優先にするんだよ」

その日が彼との最後の会話となりました。

彼が空に帰った日、透き通った青空だったことを覚えています。

お子さんはまだ小さく、麻酔科医としてのキャリアもこれからで、どんなに悔しかったことでしょう。私も悔しくて仕方ありません。

彼から託されたメッセージ。

緩和ケアを日本にもっと広めること。

そして、自分自身の健康を大切に、健診をしっかり受けること。

私は、この2つのことを一生心に留めて生きていくと誓いました。この書籍を書こうと思ったのも、彼からのメッセージに応えるという使命感からでした。

ここで、私が受けた健康診断の話に戻ります。

実は私の病院では、職員は通常のセットに加えて、自費にはなりますがオプションで受けたい検査を受けることができるのです。

彼からの言いつけを守って、健康診断ではできるだけケチらず、幅広い検査を受けるように心がけてきたのでした。

今回、甲状腺の腫瘍を見つけるきっかけとなった頸動脈の超音波も、そんなオプションの1つ。本来、脳に通じる血管に狭窄《きょうさく》や血栓などがないかを確認し、将来的に脳梗塞のリスクがないかを調べる検査です。太り気味の体型である私は、正直がんより血管が詰まる心配の方が大きいと考え、なんとなく選択した検査でした。脳梗塞になるのも怖いですから。

彼が私に託してくれたメッセージがなかったら、間違いなくオプション検査を受けていなかったと思います。だから、彼のおかげで今回の腫瘍が見つかったのです。

きっと、天国の彼も、

「ほら、俺のおかげでよかったなぁ」

と微笑んでいてくれることでしょう。


そしてもう1人。

検査をしてくれた検査技師の岡田さん。

頸動脈の検査なのに、本来、検査部位ではない甲状腺の腫瘍の方を見つけてくれました。

いろいろな人に支えられて、いまの自分がいることに感謝しかありません。

不摂生のつけが回ってきたのかな

さて、当時の私は、週末にも休みをとることなく、ほぼ毎日病院に行き、患者さんの診察をする生活をしていました。

そればかりではありません。

病院だけでなく、在宅医療でも患者さんを診ており、24時間365日の対応を行っていました。患者さんが亡くなったら、たとえ深夜であっても、病院でも在宅でもできるだけ当直医に任せることなく、私がお看取りのために赴いていました。

いまではこういった働き方は褒められたものではありません。ただ、第1章でも述べる通り、私が医師として受けてきた研修の中で、医師とはこうあるべきという姿が染みついていたのです。

実際、患者さんの体調が悪いとき、そしてお亡くなりになるときなど、主治医として関わる私が夜間でも会いに行くと、患者さんやご家族は安心してくださる。

そんな思いから、夜間であろうと、翌朝から普通に仕事があるにもかかわらず、欠かさない私の仕事のスタイルでした。

ただ、年間200人以上の方が亡くなる緩和ケア病棟。自宅でも数十人の方を見送ります。

いつ病院から連絡があってもおかしくない、気が休まることのない日々を過ごしていました。

今回、私にがんが見つかったとき。

最初に考えたのは、これまでの無理がたたったのではないかということでした。

医師として、少なからずがん患者さんに関わってきた経験があります。30代、40代でもがんになった患者さん、中には亡くなった患者さんも経験しています。

一定の確率で人はがんになります。何か悪いことをしたせいで、がんになったわけではありません。

患者さんの「なぜ、自分が？」と思う気持ちも分かります。

人は誰もが何かの病気になります。その何かががんだったのです。

一言で言えば、運が悪かったのです。


しかし、自分ががんになったときに、どう考えたか。

やはり、気が休まらない、無理な日々を過ごしてきたのが悪かったのではないかということでした。

早くに旅立ってしまった坂本くん。

そして、彼だけではありません。

私の同僚、先輩、後輩でも、そのような日々の果てに、同じように帰らぬ人になってしまった人が何人もいたことを思い出しました。

この経験をきっかけに皆に伝えたい

私はこれまで緩和ケア医として、多くの患者さんに関わってきました。

しかし、今回、私ががんと診断され、患者となったことで、これまで気がつかなかったことがいくつも見えてきました。

まず、患者さんは医師が考えているよりはるかに、いろいろなことを我慢しています。困っています。

このあと、私の体験をまとめていきますが、治療や病気に伴う痛み、不安な気持ちや死への恐怖、家族との関わりや仕事のことなど、相談できずに1人で抱えている患者さんは多くいることに気づきました。

緩和ケアはそういったつらさを和らげ、解決していくものです。しかし、世の中においては、がん治療がうまくいかない終末期の方のものといったイメージが強いようです。

そうではないのです。

ぜひ、すべての人に緩和ケアのことを知ってほしい。

どのような病気になったとしても、あなたはつらいことを我慢しなくていいのです。

次に、もう1つ伝えたいこと。

それは、とくに40代以降の人に知ってほしい、緩和ケア的な生き方についてです。

緩和ケアとは分かりやすく言うと、QOL（Quality of Life：生活の質）を改善する取り組みです。

私も若いときからの無理がたたって、大病を患いました。しかし、この体験をきっかけに、人生との向き合い方を大きく変えることにしました。

がんばるだけの人生から、生活の質を重視する人生に変えたのです。そう、これが緩和ケア的な生き方です。

できるだけ元気にバリバリがんばるという、若いときから変わらない健康観を改めて、緩和ケア的な要素を取り入れた健康Ver.2.0とも言えるものです。

ぜひ、この緩和ケアの考えを組み込んだ、ある程度年齢を重ねてからの新しい健康の定義（健康Ver.2.0）を多くの方に知ってもらい、世の中から我慢をなくし、よりよいと思える人生を最期まで過ごしてほしいと思います。

がんばらないで生きる　がんになった緩和ケア医が伝える「40代からの健康の考え方」　目次

第2章

緩和ケア医ががんになった　073

第4章 がんになった緩和ケア医が考える 健康Ver.2.0

第1章

緩和ケアとは、緩和ケア医の仕事とは

医師を目指したのは父や祖父の影響

私が医師になった理由について、父や祖父が医師であったことが関係しているのは間違いありません。

父は病気の細胞や組織から診断する役割を担う、病理学という分野を専門にする医師で、長年がんの専門病院で研究にも関わっていました。そして、祖父は2人とも地域医療に関わる医師でした。

私が子供のときは、父の研究室にたまに顔を出し、置いてあった実験器具などに興味を持って歩き回っていたのを覚えています。母方の祖父は、いわゆる開業医だったのですが、実家に遊びに行ったときは、子供ながらに診療所の受付に座り、ときには患者さん宅に往診する祖父のカバン持ちをするなど、患者さんから信頼される祖父の様子を目の当たりにしました。

その後、中高一貫の麻布へ進学したときには、他にも多くのことに興味を持ち、途中では医師以外の進路を考えたこともありました。しかし、医師はさまざまな分野で活躍できる可能性があること、そして何より人の人生に関わることができる職業としてのやりがいを感じ、最終的には医師の道を志すことに決めました。

当時は勉学が疎かであったため、なかなかの難関でしたが、浪人を経てどうにか東海大学医学部に入学することができました。

医学生時代も相変わらず試験勉強は疎かでしたが、名医より良医を育成しようという母校の教育方針に恵まれ、患者さんとの関わり方を大切に学ぶことができました。

また、全国の医学生と交流する組織の幹部や、軟式テニス部の部長を務めるなど、勉強以外の活動にも力を注いだ充実した学生生活でした。

最初の患者さんの「看取り」を体験した

さて、医師国家試験に合格し、研修医としての1年目は東京の大学病院での研修でした。

中でも最初の2カ月のことはよく覚えています。内科系の混合病棟での研修でした。

ようやく勤務に慣れてきた4月下旬のこと。私が当時担当していた肝臓がんの末期で入院されていた方が、いよいよ亡くなろうとしていました。もう、すでに患者さんの意識は遠のき、ご家族が付き添われている状況でした。そのとき指導医だった川本先生は、私に「何かあったら連絡して」と言い残して帰っていきました。

医師になったばかりの研修医が1人でいても何もできないのですが、人がもうすぐ死ぬという瞬間に気が張ってしまい、その日は終電で自宅に帰り、また始発で病院に戻りました。最寄りの駅を出て、うっすらと明るくなってきた道を病院に向かって歩いているとき、私の電話が鳴りました。

「先生、患者さんの呼吸が止まりました」

走って病棟に向かい、川本先生にすぐ電話を入れました。

すると先生は寝ぼけた声で、

「俺が病院に着くまで、だいぶ時間かかるから、先生が死亡診断してよ」

と、死亡診断の現場など見たことのない私に、衝撃の指令が下されたのです。

さあ、どうしようと1人で慌てふためく私のところに、救世主がやってきました。研修医仲間で勉強熱心な後藤先生が、早朝から出勤してきたのでした。もちろん、後藤先生も患者さんの死亡診断をした経験はなく、実際のところ救世主ではありません。ポンコツ研修医2人組です。

でも、1人より2人の方が安心感は違います。

私は後藤先生に事情を話して、一緒に研修医マニュアルで死亡診断の流れを確認しました。

2人で一緒に病室へ入り、私が患者さんの胸に聴診器を当て、それから瞳孔を光で照らしました。すでにモニター心電図上から、心臓が動いていないことは明白でしたが、それでもいずれも念入りに確認し、患者さんがお亡くなりになったことをご家族へ伝えました。

ご家族は、早朝から私たちが来たことに感謝の気持ちを伝えてくれました。

私も思わず、

「こちらこそ、ありがとうございました」

と頭を下げました。

ご家族からすると何がありがとうなのか、よく分かりませんよね。

私としては、死亡診断というとても大切な儀式を、私のようなペーペーの医師に経験させていただいたことを感謝したい気持ちから出た言葉なのでした。


大きな仕事をやり終えた達成感から、後藤先生とナースステーションで座って一息ついていると、川本先生が到着しました。

「どう？　ちゃんとできた？」

「はい、大丈夫だったと思います」

「じゃあ、死亡診断書を書かないと」

「そうだ、死亡診断するだけでなくて、書類も書かないといけないんだった！」

慌てふためく私と後藤先生。


そんな2人の様子を見て、ニヤリとした川上先生は、

「でも、よくがんばったな」

と、その後丁寧に死亡診断書の書き方を教えてくれたのでした。


そのときは、まさか私が人の死に多く関わる緩和ケア医になるとは、まったく

思っていませんでした。しかし、人が死ぬという瞬間に医師が関わることの責任と崇高さ。それを感じた瞬間でした。

主治医としての心得を学んだ内科医時代

1年間の大学病院での研修を経て、2年目からは関連の市中病院に場を移して、主に内科の研修を継続しました。そこは都心の市中病院で、いわゆる大学病院でないとお目にかかれないような珍しい疾患は少ない代わりに、頻度の高い病気の患者さんが次から次へと受診するような病院でした。

大学病院では、半ば指導医に言われるがままに動けばよかったのですが、市中病院は医師の数もそこまで多くないため、まだ2年目の若葉マークの研修医であったにもかかわらず、入院患者の主治医として、さまざまな疾患の治療を経験することになりました。

その病院では、研修医はいわゆる循環器や消化器といった臓器別に患者さんを担当するのではなく、内科の総合的なスキルを身につけるために、同時にあらゆる病気の患者さんを担当しました。

がん患者さんも多く受診される病院で、血液のがんである白血病の初回治療を担当しながら、肺がんや胃がんなど多くの種類のがん治療を同時に経験しました。もちろんがん患者さんだけではありません。並行して心筋梗塞や脳梗塞の患者さんといった、まったく異なる領域の治療も担当するのです。

本当に大変な研修でしたが、1つの臓器しか診ることができない医師ではなく、身体全体を診ることができる医師になるため、充実した学びの時間でした。

ただ、このとき研修医は、病院から歩いて5分のところにある寮に住み、患者さんに何かあったらいつでも病院に駆けつけられるような環境に身を置くのが決まりでした。

当時、指導医から、

「患者さんのことを365日、毎日診察しなさい」

「日曜日に遊びに出かけるときも、まず朝に診察してから行くように」

「患者さんに何かあったら、深夜でもすぐ病院に戻りなさい」

と、主治医としての責任感を厳しく植えつけられました。

この研修での教えが、やがて私の〝主治医とはこうあるべき〟の礎《いしずえ》となったわけです。

若いがん患者・前田さんとの関わりと後悔

そんな市中病院での内科研修中のこと。いまでもよく覚えている、前田さんという肺がんの患者さんがいました。彼はまだ30代で、一流企業に勤めるサラリーマン。子供も小さく小学校入学前でした。

抗がん剤治療のために短期の入院を繰り返しており、私はいつも彼の入院中の主治医を担当しました。毎回のやりとりから、彼やご両親も私のことを信頼してくださり、退院後に何かあったときも私を頼ってくれていました。

しかし、そんな彼はがんと診断されたときには、すでに肝臓や骨に転移している、いわゆるステージ4という進行した病状。行っている抗がん剤治療も、完治を目指すためのものではなく、少しでも延命を期待した治療でした。

ただ彼はいつも前向きで、私には、病気を治して支えてくれた人たちに恩返しがしたいと話していました。そんな彼のことを私は励ましながら関わってきましたが、一方で気になることがありました。

もちろん、治療がうまくいってほしい。治るまではいかなくても、できるだけ抗がん剤が効いてほしい。そう思っていました。

一方で、当時はいまのように劇的に効く可能性のある治療薬はまだなく、せいぜい延命できても数カ月、しかも効かない可能性の方が大きいというデータもありました。

だから、もし彼の治療がうまくいかないとき、最期のときをどう過ごしたいかについても、考えておいた方がよいのではないかと思っていました。

いまでこそアドバンス・ケア・プランニング（人生会議）といって、もしものときの過ごし方について、前もっての話し合いの大切さが大きく取り上げられていますが、当時はそういった言葉を聞いたことはありませんでした。

ましてや、緩和ケアに関する教育を受けたこともほとんどなければ、相談することのできる詳しい指導医もいませんでした。

体調に合わせて少しでもできる治療方法を提案し、彼の前向きな気持ちをいいことに、私もただ励ますだけの関わりを続けてきました。

しかし、やがて彼の体調は本格的に悪化し、ほとんど病院のベッドでも起きていられず、ずっと寝てばかりの状況になってしまいました。もう残されている時間はわずかしかない。そう誰もが察する体調でした。

ところで、最初に紹介した通り、彼には就学前の小さな子供がいました。しかし、残念ながら一般の病院でしたので、小さい子供の面会は許されていませんでした。奥さんも子供を置いてはなかなか病院に来られないし、面会に来たとしても短時間しか滞在できませんでした。

そして、彼は結局、お子さんに最期まで会うことなく、ご両親に見守られながら旅立っていきました。彼はおそらく最期まで私のことを頼ってくれていたし、ご両親も私の関わりに心から感謝してくださいました。

でも、これでよかったのだろうか。そのような思いが強く残りました。

いまだったら、緩和ケアの経験を積んだいまの私だったら、もっと前の段階でアクションを起こしていたと思うのです。たとえば、こんな聞き方をするでしょうか。

「前田さん、できるだけ治療がうまくいくように応援しているけれど、残念ながらうまくいかないことも考えないといけないかもしれません。お子さんは小さいし、入院すると会いに来られないでしょう。考えるのはつらいことだとは思うけれど、もしものときどう過ごしたいとか、お子さんや奥さんにしたいこととか、何かありますか？」

もちろん普段の私でも、関係性が築けていない状況では、いきなりこんな乱暴な聞き方はしません。

ただ、お子さんのこともよく話してくれていた私にだったら、その会話の流れで聞くこともできたと思うのです。もし、こうやって聞いていたら、彼はなんと答えたのでしょうか。

いつか、天国で彼に会うことができたら、彼に謝らなければなりません。

看護師だった私の奥さんとの出会い

さて、私の奥さんとの出会いは、この市中病院の内科系病棟でした。彼女はここで看護師として勤務していました。

先ほどの前田さんもそうでしたが、私の担当する患者さんもよく受け持ってくれていました。患者さんの小さな困りごとにもよく気がつき、そしてよく話を聞いている様子を見て、ああ、いい人だなと思っていました。

ときは10月。研修は3カ月間だけ内科を外れて、外部に出る期間がやってくることになっていました。その期間だけは主治医として患者さんを担当することはなくなるので、夜間は比較的自由に過ごせると他の研修医から聞いていました。

夜に病院から呼ばれる心配なく、自由に飲み歩けるなんて、市中病院に勤務してからは皆無な経験です。私は彼女を誘いたいと思い、内科を外れる寸前のこと、夜勤中の彼女にこっそり連絡先を渡しました。後日、連絡をくれたときは、とても嬉しかったことを覚えています。

2人で話してみると、患者さん思いで、優しくて気の利く性格がよく分かりました。頻繁に食事に行く関係から、やがて交際に発展。同じ職場ですので、周囲に秘密にすることはなかなか難しく、すぐに公認の仲となりました。

やがて緩和ケア医になりたいと思い始めていた私のことを応援してくれて、夜間だろうと週末だろうと呼び出される仕事の内容も理解して、ずっと支えてくれている奥さんとの出会いは、まさに運命だったと勝手に思っています。彼女がどう思っているかは分かりませんが（苦笑）。

緩和ケアの奥深さを知った在宅医療研修

ところで、市中病院での研修において、内科を外れた3カ月の間、遊んでばかりいたわけではありません。最初の1カ月は地域医療という枠組みで、近隣の診療所での研修でした。その診療所での体験が、私の人生を大きく変えました。奥さんとの出会いもあったので、まさにその月は、私の人生の節目となりました。

診療所では、在宅医療に同行する研修がメインでした。当然、これまでほとんど病棟でしか患者さんを診たことがなかった私は、患者さんの自宅でも医療が受けられる様子を目の当たりにしました。

ご飯が食べられない患者さんの家に点滴をしに行くことや、胃ろうや尿道留《りゅう》置《ち》カテーテルの管理を行うなど、自宅でもいろいろな医療行為ができることを知りました。いまでこそ当たり前ですが、当時は在宅医療の創成期に近く、何もかもが新鮮でした。

ある日、退院前カンファレンスのために大きな病院へ伺いました。

その病院に入院されている進行がんの患者さんが、自宅に退院して在宅医療を受けたいと希望していて、その打ち合わせのためのカンファレンスに呼ばれたのでした。

病室でその患者さんに挨拶したとき、衰弱しきってベッドに横たわっている様子を見て、この状態で自宅に帰れるのかなと心配になりました。それでも、なんとか帰宅したいという患者さんたっての希望もあり、準備は進み、退院日を迎えました。

その日、指導医と患者さんの自宅を訪れたとき、私は目を疑いました。あのベッドに横たわっていた患者さんが、しゃきっと車椅子に座り、玄関まで出迎えてくれたのです。

「先生方、ようこそいらっしゃいました」

そう笑顔で話しかけてくれた声には張りがあり、病院で会った人と同一人物とは思えませんでした。

「やっぱり、自宅に帰ると元気が出ますね。先生方のおかげで帰ってこられました」

それまで、正直言って、緩和ケアは痛みなどのつらい症状を、薬や処置で和らげるのがメインだと思っていました。しかし、それだけではないことを知りました。

「過ごしたい場所で過ごせる」

それだけでも、人はこんなに変わることができるのです。

この事実は、私の中の緩和ケアに対するイメージを大きく変えました。

「病気は治らないかもしれない。であれば、せめてどこで、誰と過ごしたいか」

その最後の願いを叶えるだけでも、患者さんにとって緩和ケアになるのです。薬だけではない、緩和ケアの奥深さを知るきっかけとなったこの研修。もっとしっかりと緩和ケアを学びたいと思うようになりました。

緩和ケアを本格的に学ぶため亀田総合病院へ

緩和ケアをもっと学びたいと考えるようになった私でしたが、勤務していた病院には緩和ケアについて教えてくれる医師はいませんでした。まだ世に数えるくらいしかなかった緩和ケアの教科書を1人で読み込みながら、必死に目の前の患者さんと向き合っていました。

そのまま内科医として約2年間の経験を経たのち、やはりどうしても緩和ケアの専門的な研修を受けたいという気持ちはおさまらず、千葉県鴨川《かもがわ》市にある亀田総合病院の門を叩《たた》きました。この病院では、米国で緩和ケアの経験を積まれて帰国された関根龍一先生のもと、世界標準の緩和ケアを学べる環境が整っていました。また、こちらには在宅医療部も併設されており、私が希望していたような、病院だけでなく、自宅で過ごしたい人は自宅でも診療することができる体制が整っていました。

亀田総合病院は、全国から、いや海外からも患者さんが多く受診されるような有名な病院です。また、医師の研修でも名が通っており、優秀な指導医や若手医師が集い、切磋琢磨《せっさたくま》できる環境でした。そのような恵まれた環境のもと、週の半分は病院の中で、そしてもう半分は在宅医療でという、私にとっての理想的な研修を受けることができたのです。

いまでこそ、そういった研修ができる病院は増えてきましたが、当時は皆無に等しい状況で、自分の希望通りの研修をさせていただいたことに感謝してもしきれません。

そういった、病院と在宅の両方で研修するにあたり、患者さんとの関わりの例を紹介します。

抗がん剤治療で入院される患者さんに対して、普段は痛みなどの緩和で関わります。そういった患者さんの病状が進行し、通院が難しいかもしれないときに、こう提案します。

「自宅で過ごしたいなら、私が自宅に訪問しますよ」

やはり病院で診ていた同じ医師が、自宅にも診に来てくれるとなると、患者さんやご家族はとても安心して、喜んでくれます。

「先生が来てくれるなら、自宅に帰ってみようかな」

こうして、研修医のときに経験したように、自宅に帰った患者さんの笑顔と何度も出会うことができました。もちろん、その笑顔に満足してばかりはいられません。病院だからできる緩和ケアの治療もあれば、自宅ならではの緩和ケアもあります。在宅医療という特徴を学びながら、病院と変わらぬ質の緩和ケアができるように、学びや経験を積む日々でした。

つらさを和らげて生活の質を改善させる

ところで、緩和ケアについて、皆さんはどのようにイメージしていますか？

ここまで読んでいただいた中で、進行したがん患者さんのつらい症状を和らげる治療というイメージをされたかもしれません。また、病院だけでなく、自宅でも受けられるということも分かっていただけたのではないでしょうか。ただ、こういったイメージでは、まだ緩和ケアの一部しか紹介できていません。

まず、一言で言うと、緩和ケアとはつらさを和らげる治療です。
そして、つらさを和らげることで、生活の質を改善する取り組みです。

次に対象は、命を脅かす、あらゆる病気の患者さんやそのご家族です。
日本の緩和ケアが、がん患者さんを中心に行われてきたこともあり、なんとなくがん患者さんが対象というイメージが強いのですが、実際はそうではありません。命を脅かす病気はがん以外にも多くあります。心不全、呼吸不全、腎不全、神経難病、認知症……まだまだあります。
これら、決して治ることのない、一生付き合っていかなければならない病気の患者さん、そしてご家族は、すべて緩和ケアの対象です。

そして、大切なのは、それぞれの病気の最終段階、すなわち終末期の方だけが対象ではないということです。あらゆる状況の方、たとえばがん患者さんで言えば、がんと診断されたときからなんらかのつらさを抱えているため、それは緩和ケアの対象となるわけです。

患者さんが抱えるつらさ「トータルペイン」とは

では、患者さんが抱えるつらさには、どういったものがあるのでしょうか。

図1に示す通り、患者さんの抱えるつらさは、4つに分類されます。

身体的なつらさ、精神的なつらさ、社会的なつらさ、スピリチュアルなつらさ。それぞれ1つずつとってみても、大きな困りごとです。患者さんは、多種多様なつらさを抱えています。

私たち緩和ケア医は、このさまざまな種類のつらさを1つずつ解消しようと試みます。

たとえば、痛みや息苦しさなどの身体的な症状に対しては、医療用麻薬の痛み止めといった薬をうまく使うことで、つらさを和らげることができます。不安や抑う

図1 トータルペインとは

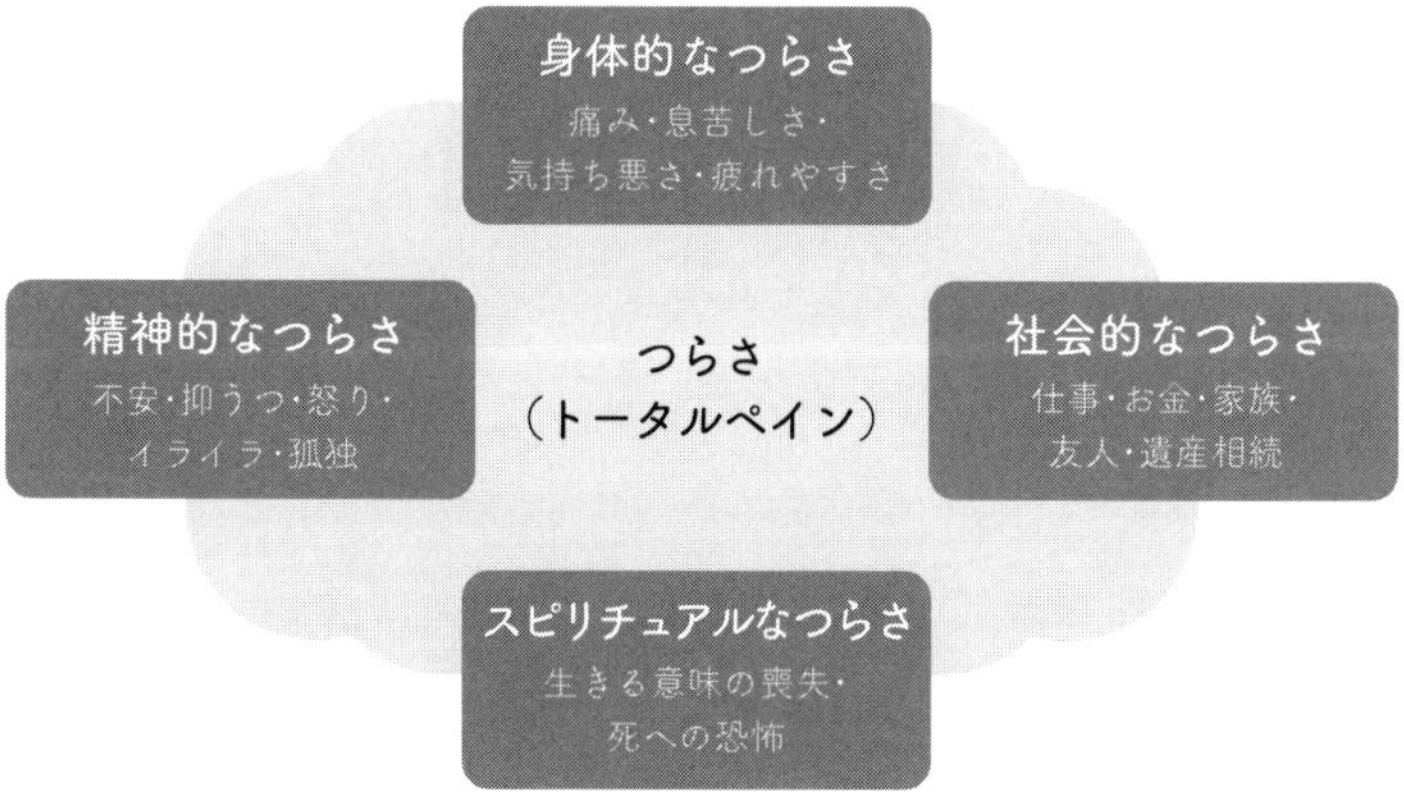

つなど気持ちのつらさに対しても、精神科の薬を使うことで楽になることもあるでしょう。

また、緩和ケアに関わるのは医師だけではありません。図2のように多くの職種が、緩和ケアのサポートをチームで行っています。

看護師は診療の補助だけでなく、生活のサポートをするなど、最も身近に患者さんのつらさに関わる、緩和ケアの主役です。薬剤師は、薬の使い方を患者さんごとに分かりやすく伝えます。それ以外にもリハビリセラピスト、ソーシャルワーカー、心理士、管理栄養士など多くの専門職によって、患者さんのつらさを和らげます。

図2　さまざまな職種でサポートする緩和ケア

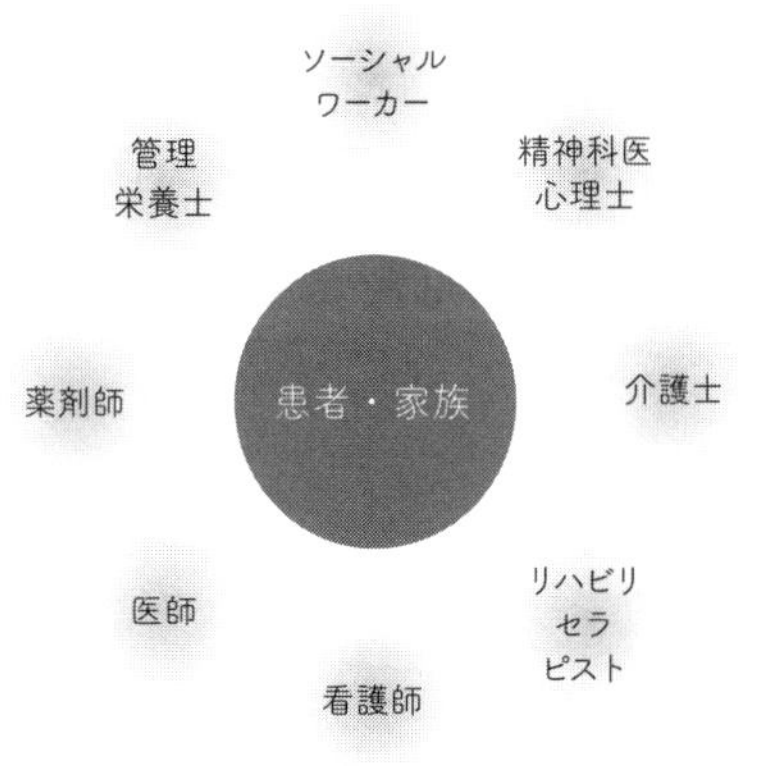

次に、トータルペインという、大切な考え方を解説します。

患者さんのつらさが1つだけということは少ないでしょう。痛みで困っているけれど、他には体力も十分あり、気持ちはつらくなく、仕事やお金のことも何も気にしていない。死ぬかもしれないという恐怖もない……こうした患者さんはまずいないのです。

身体のつらさ、気持ちのつらさ、お金や仕事、人間関係の困りごと、死への恐怖など、さまざまなつらさを抱えている患者さん。さまざまな種類のつらさを合わせて、患者さんは「つらい」という状況になります。これらの「つらさ」をトータルペイン、日本語にすると全人的苦痛と言うのです。

このトータルペインにおいて、個々のつらさは密接に結びついています。分かりやすい例で解説します。

身体の痛みは、身体から生じるものです。ですが、痛みが気持ちの問題に左右されることは、皆さんも実感されたことがあるのではないでしょうか。たとえば、普段から頭痛持ちの方がいたとします。しかし、好きなアイドルが出ているテレビを観るなど、何か気分のよいことがあると、その日に限って頭痛を忘れてしまいやすくなるという話です。

他には、たとえば病気で治療中、収入が減る気がかりを抱えている方がいたとします。ずっと心配していたのですが、ソーシャルワーカーと相談して、社会保障制度を活用して当面は問題がないことに安心した瞬間、気分も晴れて、食欲が改善することもあるでしょう。

このトータルペインについて、やや極端な例ですが、私が実感した患者さんとの関わりをここで紹介します。

赦すことで痛みが和らいだ肺がん患者の山崎さん

山崎さんとの出会いは、亀田総合病院の緩和ケア外来でした。

肺がんと診断され、呼吸器内科に通院されながら抗がん剤治療を受けていたのですが、肺の腫瘍が大きくなり、痛みが強くなったために、痛み止めの調整を目的として紹介されてきたのでした。

彼は60代。鴨川市の市街地から少し山奥に入ったところで、小さな畑を耕しながら、奥さんと2人で自給自足の生活をされていました。ボサボサの髭を生やして、仙人のような風貌が印象的でした。

痛みに対して医療用麻薬の処方を開始し、定期的に私の外来にも通院されるようになりました。しかし、抗がん剤治療の効果は思わしくなく、病状は進んでいきました。

「先生、このまま抗がん剤を続けて悪くなっていくのを待つくらいなら、自宅で好きに過ごしたいと思っているんだ」

「先生が往診してくれるなら、病院にも通わなくていいから助かるんだけど」

もともと大学に勤めるなど、博識であった山崎さん。

自身の病気の見通しのことをしっかり理解され、治るわけでなければ、つらい思いをして抗がん剤を続けるより自分のやりたい生活を優先したいと、はっきりと意思表示されました。

それから週1回、私は山崎さんの自宅を訪れることになりました。

「先生、ここが私の畑なんだ」

「ここで最期まで好きに暮らしたい」

小さな一軒家の隣には、こぢんまりとした、でも綺麗に整った畑がありました。

それから山崎さんは、体調の許す日には畑に出て、好きな野菜を収穫しては、私にも報告してくれました。もちろん、献身的な奥さんの支えがあってこその生活でした。

山崎さんの自宅に伺ったときは、いつも診察そっちのけで、自慢の畑についての話題や、彼の身の上話を聞くことが主となっていました。彼は私のことを信頼してくださっていたのか、実にいろいろなことを話してくれました。そんな中、彼の人生で後悔していることを話してくださいました。

「実は、俺には一人息子がいるんだ。でも、あいつが学生のときに喧嘩《けんか》して、家から出ていってしまった。それから10年以上、音信不通。どこで何をしているのかも分からない。あのときは売り言葉に買い言葉で、俺もひどいことを言ってしまった。こんなことをしてしまった自分のことが情けなく、赦《ゆる》せないでいるんだ」

そんな、縁が切れてしまった息子さんの話をするとき、山崎さんはとてもつらそうな表情をしていました。

ところで、山崎さんの肺の腫瘍は、痛みが生じやすい部位にありました。

腫瘍は肺の周囲を覆う神経に浸潤《しんじゅん》しており、医療用麻薬も多く使用していましたが、どうにもスッキリと痛みが取り切れませんでした。他にもいろいろと薬の工夫をしてみるのですが、なかなか満足いくまでの成果は得られませんでした。

山崎さんは、私が精一杯考えて治療しているのを理解されており、痛みが残っていることには不満ひとつ言わず、いつも感謝してくれていたのですが、私は自分の力不足に申し訳ない気持ちでいっぱいでした。

そんな中、事態は大きく動きました。

「先生、息子が家に来たんだよ。俺の昔の友達が、実は息子と連絡をとり合ってくれていて、病気のことを知った息子が来てくれたんだ」

やや興奮したように、山崎さんは私に報告してくれました。

この10年以上の間のことを、お互いに報告し合った2人。そして喧嘩別れになってしまったことを、山崎さんは息子さんに謝ることができたということでした。

それから衝撃的なことを聞かされました。

「先生、息子が来てから痛みが一切なくなった。ゼロになったんだよ」

痛みがなくなったどころか、それまで多く飲んでいた医療用麻薬を使用しなくても大丈夫と言うのです。

そんなことがあるのか？　と混乱した私は、痛くなったら、我慢しないで医療用麻薬を再開するように伝えて、ひとまず病院に戻りました。そして、同僚たちにこの出来事を相談しました。

「きっと、山崎さんは自分を赦すことができたんだね」

山崎さんは、ずっと自分の過去の行いを悔いていて、その心残りが強いスピリチュアルペインとなっていたのでしょう。そして、息子さんとの再会を通じて、過去の自分を赦すことでトータルペインが軽減。身体の痛みまで、劇的によくなったのではないでしょうか。

それから山崎さんは、定期的に息子さんの来訪を受けながら、最期まで痛みが悪化することなく、大好きだった自宅で穏やかに過ごすことができました。

こういった体験を通じて、私は緩和ケアが薬の治療だけではない奥深さに、さらに魅了されていったのでした。

二刀流の緩和ケア医として生きる

亀田総合病院での2年間の研修を終え、かつて内科医として勤めていた古巣の病院に、緩和ケア医として戻りました。そこでさらに2年間ほど緩和ケア医としての経験を積んだのち、現在勤めている永寿《えいじゅ》総合病院に異動しました。

以前の病院には、緩和ケア病棟という緩和ケア医が主治医になって診療する病棟がなく、あくまでがん治療中の人をサポートするのが役割でした。これは都内だとよくあることなのですが、抗がん剤治療が難しい患者さんは、緩和ケア病棟がある病院などへの転院を余儀なくされてしまいます。

すでにそのとき、かつて在宅医療の研修をした診療所にもパートで勤務させてもらっていて、病院で診ていた患者さんが自宅で過ごしたい場合は、私がそのまま訪問する体制は整えていました。しかし、自宅がいい患者さんばかりではないことを、私は多く経験していました。

自宅で看病できる家族がいない患者さん。
自宅にいると、かえって不安が強く、病院にいる方が安心な患者さん。
さまざまな理由で、自宅より病院の方がいい患者さんもいることを学びました。

また、時期によっても、その希望は異なります。

体調が落ち着いているときは自宅がいいけれど、体調が悪化したとき、自分でトイレまで歩けなくなったときなどには、入院したいという希望に変わることもあるでしょう。

人それぞれの希望に、臨機応変に対応することが、一番大切なことかもしれない。数年間の経験でそう感じた私は、在宅だけでなく、緩和ケア病棟も含めて、患者さんにとって必要な体制を作りたいと考えました。

そのような中、同じ地域で緩和ケア病棟のある永寿総合病院にご縁ができ、当時の湯浅祐二《ゆうじ》院長に私の構想を伝えたところ、「みんなで応援するから、好きなようにやってみてよい」とおっしゃっていただいたので、思い切って異動することにしました。

入院・外来ともにサポートする永寿総合病院

その後、いまに至るまで私が勤務しているのが、永寿総合病院の緩和ケア科です。

東京の巨大ターミナル・上野駅から歩いて5分くらいのところにある病院です。がん治療されている患者さん、大学病院やがん専門病院などから緩和ケアのために紹介されてくる患者さんなど、多くの方に利用いただいています。

永寿総合病院の緩和ケアについて紹介させてください。

まず病院の最上階に緩和ケア病棟があり、痛みなどのつらい症状が強く、病状が悪い患者さんが、つらさを和らげるために入院しています。

病棟から屋上の庭に出られるようになっているなど、入院患者さんが穏やかに過ごせる環境があります。庭は患者さんがベッドのまま出られるようになっていて、7月には隅田川の花火大会を一緒に観賞することもできます。こういった季節や安らぎを感じられるようなイベントは、患者さんだけでなくそれを見守るご家族もとても喜んでくれます。

緩和ケア病棟では、多くのスタッフが患者さんをサポートしています。

私以外にも複数いる緩和ケア医は、皆で力を合わせて少しでもつらさが和らぎ、希望する過ごし方ができるように治療にあたっています。患者さんの治療や生活を支え、気持ちに寄り添ったケアをする看護師は緩和ケアの主役です。医療用麻薬など薬の調整に長《た》けた薬剤師の助言は欠かせません。少しでも身体が楽に動けるよう関わるリハビリセラピストは、患者さんが前向きに過ごすために大切な存在です。先々の過ごし方や社会的な問題をサポートするソーシャルワーカーは、患者さんが自宅で過ごしたいとき頼りになります。日々の小さな幸せである食事のことを考える管理栄養士は、個別に対応してくれます。気持ちの問題をサポートする精神科医や心理士も控えています。

こういった多くのメンバーで患者さんのつらさを和らげます。1人の力では難しいことも、さまざまな専門家が力を合わせて話し合いながら進めることで、できることがあると信じています。

緩和ケア病棟だけではありません。一般の病棟で治療されている患者さんも多くおり、緩和ケアが必要な方へのサポートを行っています。がん治療しながら、さまざまなつらさで困っている方は多くいらっしゃり、そのような方も並行して緩和ケアを受けることができます。

そして、とても大切な機能が緩和ケアの外来です。患者さんにとって入院が必要になるのは、ごく限られた期間です。それ以外の時期は外来に通院され、自宅で過ごされます。

いま、抗がん剤などがん治療の大部分は外来で行われるため、外来での緩和ケアは非常に重要です。

永寿総合病院の緩和ケアでは外来診療に非常に力を入れており、外来専任の看護師を複数配置するなど、他の病院ではあまり類を見ない体制で、通院されている患者さんをサポートしています。

それでは、私が緩和ケアの外来で患者さんとどういった関わりをしているか、少し紹介させてください。

診察を受ければ不安な気持ちが安心に変わる

ある水曜日の朝。

いつものように朝9時15分から始まる緩和ケア外来。病院の入り口近くにある診察室に腰掛けた私は、その日を担当する看護師の青木さんに挨拶します。

「おはようございます」

「今日も患者さんは多くいらっしゃるけど、できるだけ時間通りに進められるようよろしくお願いします」

青木さんは、以前は緩和ケア病棟に勤務していた経験もある中堅の看護師で、いまは緩和ケア外来を担当しています。診察中の患者さんやご家族の様子だけでなく、その間に待合室にいる患者さんの様子も気にかけ、診察後の患者さんのフォローをするなど、本当にきめ細やかなケアをしていて、患者さんからも人気の看護師です。私自身、とても頼りにしています。そんな彼女は子育て中のママでもあります。

外来の最初は、再診の患者さんが続きます。

痛みなどの苦痛を和らげるために通院されている患者さんには、症状や自宅での様子を細かく聞きながら薬の調整を行います。体力が弱ってきて通院が大変になってきた患者さんには、これからの過ごし方について相談します。抗がん剤治療で通院されている患者さんからは、副作用のことなどを伺いながら一緒に対策を考えます。

緩和ケア外来にはさまざまな状況の患者さんが通院されますが、皆同じ対応をするのではなく、それぞれの困りごとを確認しながら、できることを考えていきます。必要なことは、人それぞれ、皆異なるからです。

再診のあとは、初診の患者さんの診察になります。診察するのは、主に他の病院から紹介されてくる患者さんです。

東京にはがん治療を担う大きな病院がいくつもあります。がん専門病院や大学病院などがそうです。こういった病院でがん治療をされてきた方が、緩和ケアを受けるために永寿総合病院を紹介されてくるのです。

この日の初診に来たのは、都内の有名ながん専門病院で大腸がんに対する抗がん剤治療を受けている香取さんという患者さんでした。

香取さんは70歳、これまで主婦として家族を支えてこられました。がん専門病院で3年前に大腸がんの手術を受けたものの、残念ながらその1年後に再発。それから抗がん剤治療を続けてこられました。しかし、続けてきた治療の効果がなくなってしまったので、別の治療に切り替えたところでした。

がん治療の主治医から、抗がん剤もどこまで続けられるか分からないから、そろそろ緩和ケアの相談をしておいた方がよいと言われてきました。

少し不安げな香取さんの様子に、私から切り出します。

「緩和ケアと聞いて、どのようにお感じになりましたか？」

「もう治療ができない人が行くような、まだ私には早いんじゃないかなって思いました。でも、行くように言われたので……」

と、暗い表情で呟《つぶや》きます。隣では付き添いの長女さんが、同じく不安げに頷《うなず》いています。

「そうですか。緩和ケアっていきなり言われたら、ビックリしますよね」

「これまでの治療が大変でしたか？　いま、体調はいかがですか？」

緩和ケアに悪いイメージを持ってこられる方は少なくないので、その声には否定することなく、まずはいまできることから探ります。

「はい。抗がん剤を点滴すると、食欲がなくなってしまいます。それと、これまでの抗がん剤の副作用で手足のしびれがひどくなり、冷たいものに触れると痛くなるので、洗い物などが思うようにできないのです」
手袋をはめて、少しでも冷やさないようにしている手を見せてくれました。看護師の青木さんが横に座って、痛くならないようにそっと手袋を外すのを手伝います。

「それは大変でしたね。よくがんばってこられましたね。主治医の先生は、しびれについては何かおっしゃっていましたか？」

「抗がん剤の副作用だから仕方ないって……。気休めでビタミン剤はもらっているけど、ちっともよくならないし、あまり先生も関心は持ってくれないんです」

と、あきらめ顔の香取さん。

抗がん剤の副作用の1つに、末梢神経障害という手や足先のしびれがあります。これはすべての抗がん剤で起こるわけではないのですが、いくつか生じやすい薬が分かっています。症状は蓄積していき、治療を続けるほど重くなる可能性が高いと言われています。

末梢神経障害は一度生じてしまうと、抗がん剤治療をやめたあとでも数年にわたってしびれが残ってしまう可能性のあるつらいものです。

「たしかに、しびれの副作用をよくするのは難しいです。でも、あきらめずに少しでも楽に生活できるように、できることを考えてみましょう」

抗がん剤治療している最中だから、しびれは仕方ないとあきらめていた香取さん。緩和ケアの外来で、しびれについて詳しく話を聞きました。話し合った結果、神経の痛みに効果がある薬を試してみることになりました。また、お風呂でのマッサージや衣服の工夫について方法を詳しく伝えました。

抗がん剤で食欲が落ちてしまうことについては、果物や冷たい麺類など、少しでも食べやすいものの提案をしました。でも、主治医からの紹介状に添えられていた採血結果を見る限り、栄養の状態には大きな問題がないことを確認し、抗がん剤の直後は食べることに固執しないで、副作用が抜けたタイミングでしっかり食べればいいという助言も付け加えました。

診察の最後には、このように励まします。

「緩和ケアと言っても、治療ができなくなってからだけのものではありません。まずは、少しでも治療がうまくいって、元気に過ごせるように応援させてください。うまくいかないときもあるかもしれないけど、ずっと力になりますから」

「今日は来てよかったです。緩和ケアのことを誤解していました。もっと早く来ればよかったわ」

最初のこわばった表情が嘘のように、晴れやかな笑顔で帰っていく香取さんと娘さん。

「この次も元気で会いましょう」

と見送ります。

早期から緩和ケアを受けることの大切さ

さて、香取さんはがん専門病院で抗がん剤治療を続けながら、2カ月おきに永寿総合病院の緩和ケア外来も受診しました。幸いなことに、新しい抗がん剤の効果もあり、がんは小さくならないまでも、同じくらいの大きさで保つことができていました。

「よかったですね。大きくならないということは、抗がん剤が効いているということですからね」

ほっとした様子で結果を報告してくれた香取さんとともに喜びます。

「しびれも先生が教えてくれた方法で、なんとかうまく対応できています」

「食事は副作用でつらいときは無理しないで、食べられるときにしっかり食べるようにしています」

香取さんはアドバイスをもとに、治療とうまく付き合いながら生活できているようでした。

毎回の通院では、香取さんのご家族の話も話題になりました。

「夫は家事とか何もしない人だから、私がしっかりしないとダメなのよ」

香取さんは夫と2人暮らし。外来にときおり付き添ってくれる長女さんは、そう遠くないところに住んでいるけれど、仕事や子育てで忙しくしているそうです。

「こうやって、外来に来てくれるだけでもありがたいわ。でも、もし悪くなったときの看病まで娘にしてもらうわけにもいかないから、そうなったら入院させてくださいね」

「そうなんですね。将来困ったときは緩和ケアで入院できますから、心配しないでくださいね。でも、ご主人だってやるときはやるかもしれませんし、そのうち連れてきてくださいよ」

最初は悪化したときのことを考えるのを避けていた香取さんも、緩和ケア外来では自然と将来のことを話せるようになっていました。

しかし、緩和ケア外来に通院されるようになって半年が過ぎ、やがて抗がん剤の効果がなくなってきました。

「腫瘍マーカーが上がっているんだそうです。今度、CT検査をすることになりました」

「それは心配ですね……。体調はいかがですか？」

「少しお腹が張るような感じがして、お通じの出が悪いんです」

お腹を触るなど診察をしてから、

「なるほど、もとはお腹の病気ですから、便秘はあまりよくないですね。下剤を飲んだ方がいいでしょう。便がしっかり出たら、もう少し楽になるかもしれません。お腹の張りは痛みになることもあるので、困ったときに使える痛み止めも用意しておきましょう」

便を柔らかくする薬、そして頓用（定期的ではなく、症状に応じて服用すること）で使える痛み止めを処方しました。

「主治医の先生にもお薬のことは伝えておきますから、できるだけ便は出すようにして、痛みも我慢しないでくださいね」

少しほっとした様子の香取さんに、看護師の青木さんも横から、

「何か困ったら、いつでも緩和ケア外来に連絡してきていいですからね」

それから2週間後。香取さんが予定より早めに緩和ケア外来を受診しました。がん専門病院からの新しい紹介状には、抗がん剤の効果がなくなり、緩和ケアに専念されることをお勧めしたと記載されていました。CTの結果が添付されており、腹膜播種《はしゅ》といって、お腹の内臓を包んでいる腹膜全体にがん細胞が散らばって

いる状況が分かりました。

香取さんは少し落ち込みつつ、

「抗がん剤ができないのは仕方ないです。でも、この前先生がくださったお薬のおかげで、お腹は少し楽になりました」

「そうでしたか。効果がない抗がん剤を無理に続けるより、こうやって体調を整える治療をしていく方が、副作用もなくなって、むしろ元気で過ごせるかもしれませんよ」

相談の結果、がん専門病院の外来通院は減らし、緩和ケア外来を2週間おきに通院されることにした香取さん。下剤や痛み止めを使用しながら、幸いにもその後はやや体調が落ち着きました。

「抗がん剤をしていない方が、かえって食事も食べられるし、よかったわ」

抗がん剤治療ができなくなってから緩和ケアを紹介されるのでは、こうはいかないでしょう。早めに緩和ケアと繋《つな》がることで、香取さんは安心して緩和ケアを受けることができるのです。

最期まで切れ目ない緩和ケアを提供する

つらさを和らげ、体調を整える緩和ケアの治療で、少し落ち着いた香取さん。しかし、少しずつ体力の低下は実感してきました。

「最近、疲れやすくなって、家でもゴロゴロしてばかりいます。おかしなことに、何も家事をしてこなかった夫が、買い物やゴミ出しなど、力が必要なことはしてくれるようになったんです」

その頃には外来に付き添ってくれるようになった夫を横目に、笑いながら私と青木さんに話してくれました。

「それは助かりますね。もちろん、困ったときには入院できますけれど、ご主人もそうやって協力してくれるようなら、自宅で過ごすための準備も考えてみませんか」

自宅でお手伝いが必要になってきたとき、欠かせないのが介護保険を使えるようにするための申請です。手続きに時間がかかるので、少し早めに申請することが大切なのです。

「分かりました。私が申請しておきます。在宅医療というのがあるとも聞いたのですが……」

これからのことを心配して、長女さんも同席してくれています。

「病院に通うのが大変になってきたら、在宅医療を受けることをお勧めしています。香取さんのご自宅はここから近いので、実は私が訪問することもできるのですよ」

パッと明るい表情になる香取さん。

「先生が来てくださるなら安心。ぜひ、お願いします」

それから、私は香取さんのご自宅を定期的に訪問するようになりました。家の外に出かけるのは大変になったけれど、自宅の中で過ごす分にはつらくなく過ごすことができていました。

「通わなくてよくなったのは楽だけど、青木さんに会えないのは寂しいわね」

毎回の通院で、外来の前後などによく話を聞いてくれていた青木さんのことを懐かしむ香取さん。

「ご自宅でうまく生活できていること、青木さんにも話しておきますね」

香取さんは、家事を手伝ってくれる夫の様子を見ながら、

「でも、さすがに下《しも》の世話まで夫にさせるわけにはいかないわ。そうなったら入院させてくださいね」

やがて衰弱が進み、食事がとれなくなり、トイレにも行くことができなくなった香取さん。以前からの約束通り、緩和ケア病棟に入院されました。さっそく青木さんも顔を出します。

「ああ、青木さん、会いたかったわ」

「私もずっと心配していました」

それから3週間ほど緩和ケア病棟で、つらさを和らげる治療をしっかり受けながら、香取さんは穏やかに亡くなりました。

このように、がん治療中から、そして治療が難しくなってからも、病院でも自宅でも、最期まで切れ目ない緩和ケアを患者さんに提供すること。これが私の緩和ケア診療で大切にしていることです。

第2章

緩和ケア医が
がんになった

「なんで自分が……」とは思わなかった

緩和ケア医として、外来、病棟、そして在宅医療でがん患者さんと関わる日々。そんな中、健診をきっかけに、甲状腺にいくつもの腫瘍があると分かり、詳しい検査を受けることになりました。

よく周囲からは、こう言われていました。

「先生、休みはとっていますか？　倒れないようにしてくださいね」

そんなときは笑いながら、

「僕は『ドラえもん』ののび太くんみたいに、どこでもすぐ眠れる体質なんだよ。だから、意外とよく寝ているから大丈夫だよ」

と答えていました。

しかし、実際のところ、24時間365日。すべての呼び出しに応えて、患者さんの対応をする日々に、身体は蝕《むしば》まれていたのかもしれません。

深夜であろうと飛び起きて、病院や患者さんの自宅に向かっていました。それでいて、翌朝にはいつも通りの外来や病棟の回診、そして往診があるのです。出勤はしなくても、いつ呼ばれてもおかしくないという張り詰めた緊張感。いくら、のび太くんのようにどこでも寝られたとしても、身体を十分に休められていたはずがありません。

だから、私に甲状腺の腫瘍が見つかったときに思ったのは、「なんで自分が……」ではなく、「これまでのツケが回ってきたんだな」という感情でした。

40代でがんを発症するというのは、一般的に青天の霹靂《へきれき》のように受け止められるのではないでしょうか。

「まさか、自分ががんになるなんて……」

そのように衝撃を受けたがん患者さんは、とても多いことでしょう。

ただ、私にはそこまでの衝撃はありませんでした。

なぜなら、私は毎日のように多くのがん患者さんと接しています。

中には、私と同じように40代のがん患者さんも含まれています。もっと若い20代、30代のがん患者さんもいらっしゃいました。

慣れていると言ったら語弊があるかもしれませんが、自分としては、がんは「誰でもなりうる病気」という認識なのです。

そういう意味では、私はスレている患者なのかもしれません。

どのような病気か調べる生検で初めての患者体験

さて、数日後には耳鼻咽喉科の外来で生検をする日が訪れました。

藤井先生は、午前中の外来が終わったタイミングで私を呼んでくれました。私もその日、午前中に外来をしていたため、私の仕事の都合も配慮してくださったのです。

普通だったら、仕事を休んで受診しなければならないのが患者さんです。このような配慮をしてもらえたのは、自分の職場で診察や検査を受けられる医師の役得でした。

生検というのは、実際に腫瘍の組織をとって、どのような種類の病気かを顕微鏡で調べる検査です。最終的には手術などで大きな組織をとって確定させますが、まずは細胞診という簡単にできる検査を行います。甲状腺は喉元にある臓器なので、外から針で刺して、腫瘍の細胞を少し削ってくることになります。

私も以前、リンパ節が腫れている患者さんなどに対して、何度かこの針刺し細胞診をしたことがありました。なので、どのような検査かはイメージがありました。麻酔の注射で痛みがないように行える検査だと分かっています。

私が検査台に乗るときは、初めての患者体験に、恐怖より高揚感が勝《まさ》ってドキドキ……そんな感じでした。

普段、病院で診療しているときの格好のまま、私は検査台で横になりました。顔にはタオルをかけられ、喉元を消毒されます。

超音波で再度、腫瘍の位置を確認しながら声をかけられます。

「先生、やはり3カ所はあるから、それぞれ生検しますね」

最初に局所麻酔の注射を打たれます。

チクッとする最初の痛みだけで、すぐに感覚が鈍くなりました。針でチクチクされても痛みを感じず、押されているだけという感覚になります。この体験も初めてで、「ああ、なるほど。局所麻酔とはこうやって効くのだな」などと感心していました。

それから藤井先生は超音波で場所を確認しながら、少し太めの針で腫瘍の細胞を採取します。サイズ的には小さな腫瘍ですので、なかなか難しい手技なはずです。甲状腺の3カ所にあった腫瘍から細胞を採取して、ものの10分程度で検査は終了しました。

藤井先生の的確でスムーズな手技と、そして麻酔のおかげで痛みもなく、何かで喉元を押されているくらいの感覚で済みました。

でも、ここで1つ、ズルしていたことを白状します。実は痛くなったらイヤだなと思い、前もってロキソプロフェンという市販もされている鎮痛薬を飲んできたのです。

私たち緩和ケア医は、患者さんの痛みを和らげる専門家です。痛くなってから対処するだけでなく、痛くならないように先手を打つことも日々考えて診療しています。

外来後の時間に検査してくださった藤井先生、そして耳鼻咽喉科のスタッフの皆さんにお礼を言い、私はそこから午後の診療へと向かいました。

ここで困ったのが傷跡です。喉元の針を刺したあとには、大きめな絆創膏《ばんそうこう》が貼られていたのです。

そして、この段階では、まだほとんど誰にも甲状腺のことは話していませんでした。こんな目立つところに絆創膏を貼っていては、さすがに何かあったとバレてしまう……。

そこで、普段は胸元が大きく開いたスクラブを着ている私でしたが、喉元までしっかり隠せるシャツに着替えて、午後の診療を行うことにしたのでした。

病気のことをどうやって奥さんに伝えよう

ここまで、家族の誰にも伝えず細胞診までしてきました。

結果が出るまで1週間近くかかる予定でした。結果が出たら、病名が判明し、いよいよ治療をどうするか相談しなくてはなりません。

さすがに、もう奥さんには話さないといけないなと思いました。奥さんは結婚後、研修などのために何度となく職場を代わる私を応援するために、専業主婦として家庭に入り、子育てをしながら家族を支えてくれていました。

奥さんもかつては看護師として、多くのがん患者さんと関わっていました。中には私のように比較的若いがん患者さんもいましたから、そんなには驚かないのではないか……。それに、奥さんの身内にもがん患者がいるから、さすがに大丈夫かな……。

そんなふうに楽観的に捉えようとしている自分がいました。

検査が終わってから、今日伝えようと思って家に帰りました。でも、子供のことなど楽しい話題を奥さんと話しているうちに、やはり切り出しづらくなります。この楽しい時間がなくなってしまうのが怖くなって、伝えられないのです。

そこから伝えられないまま、3日ほどが経過しました。

　もう数日で検査結果が出るはずです。さすがに伝えないといけないと思って、子供が寝静まったタイミングで切り出します。

「あのさ、この前の健康診断で甲状腺があやしいんだって。それで、耳鼻咽喉科で生検してもらったんだ」

「あやしいって、腫瘍ってこと？　早く検査してもらえたならよかったね。でも、がんじゃないかもしれないよね？」

　さすが、私の奥さんです。物分かりがいい。

　できるだけ深刻にならないように話したつもりでしたが、それでも意を決して話した私の様子を察したのか、前向きな声かけをしてくれます。

「うーん、がんじゃないといいなって思うけど、こういう場合はたいてい、がんなんだよね。甲状腺に良性の腫瘍がいくつもできるなんて聞いたことないし」

　現実を多く知る「スレた患者」である私は、せっかく奥さんが優しくしてくれても、かわいくありません。

「いずれにせよ、結果が出たらちゃんと相談しないとね」

と奥さんは言い残して、家事の続きをしに去っていきました。

このとき、奥さんはどのような気持ちだったのでしょうか。物事を大袈裟《おおげさ》にしたがらない私の性格を知ってか、あまり深刻にならないように接していてくれたのかもしれません。

そもそも「がん」とはどんな病気なのか

そもそも、がんとはどういった病気なのでしょうか。

人間の身体はすべて細胞からできています。その正常な細胞の遺伝子が、なんらかの理由で傷つくことがあります。そこで生まれた異常な細胞が増え続けてしまう状況になるのが、がんという病気です。

遺伝子が傷つくというのは、ほとんどの人で生じることです。そして、遺伝子には自然に修復する機能があります。その機能が追いつかなくなり、異常な細胞が増え続けてしまうとがんになるのです。

細胞の遺伝子が傷つく理由はさまざまです。

年をとると遺伝子は傷つきやすくなるので、高齢者の方にがん患者が多いのには、そういった背景があります。

それ以外でもタバコ、食事などの生活習慣、環境などによって遺伝子に傷がつくことでがんは発生します。私が抱えていた疲労やストレスもこの一部でしょう。

ただ、小児や若い方のがんなど、こういった理由が不明で発生することもあります。タバコなど理由が明らかなものがあれば別ですが、「何かをしていたせいでがんになってしまった」と自分を責めるべきではありません。

そして、この異常な細胞、がんはあらゆる部位に発生します。

肺がん、乳がん、胃がん、肝臓がん、大腸がんの5つが、日本では5大がんと言われています。それは、これらの部位に発生することが多いからです。

ですが、これら以外の部位にもがんは発生します。上から見ていくと、脳から頭頸部、私の罹患《りかん》した甲状腺、膵臓《すいぞう》や胆道系、子宮や卵巣などの婦人科系、腎臓や前立腺などの泌尿器科系、そして骨、皮膚、血液、リンパまで、さまざまな部位に発生します。

がんの種類によって性格は異なる

○○がんというように、すべて名前に同じ「がん」とついていても、それぞれ発生した部位により、その性格はまったく異なる別の病気です。たとえば、肺がんと胃がん、そして甲状腺がんでは、その進み方や治療はすべて違うのです。よく「がんに効く○○」というキャッチコピーで売られている健康食品がありますが、そもそもがんと言っても、発生した部位によってすべて別の病気なのだから、ひとまとめにがんに効くわけがないだろうと内心思ってしまいます。

次に、同じがん、たとえば乳がんであったとしても、人によってそのがん細胞は性格が異なります。人によって性格が違うように、がん細胞も異なるのです。

簡単に言えば、のんびりな性格の人もいれば、せっかちな性格の人もいるでしょう。がん細胞に置き換えれば、進みがゆっくりな性格のがんもあれば、進行が速い性格のがんもあるのです。

ただ、発生した部位によって、その性格に特徴があります。たとえば、膵臓がんは進行が速い性格のものが多いとされている一方、たとえば前立腺がんは比較的進みがゆっくりな方かもしれません。治療を考えるときには、この性格を熟知しておく必要があるわけです。

そして、この異常な細胞が増殖してできたがんは、他の場所へ転移することが特徴です。発生してから時間が経過してくると、血液やリンパの流れに乗って、他の部位へ移動していきます。

この転移しやすいかどうか、そしてどこに転移しやすいかというのも性格です。がんの種類によって、この転移しやすさや、転移しやすい場所にも特徴があるわけです。

たとえば、大腸がんは肝臓に転移しやすく、肺がんや乳がんは骨に転移しやすいことが知られています。

転移してしまったがん患者さんの中には、「新しくがんができてしまった」と勘違いされる方がよくいらっしゃいます。

たとえば、胃がんで治療していたのだけど、肝臓に転移したので、新しく肝臓がんにもなってしまったという理解ですが、これは間違っています。肝臓に転移したがんであっても、生まれ故郷は胃であるわけですから、病名は胃がんです。

そして、この転移しているかどうか、どこまで転移しているかによって、治療方針は大きく異なります。

簡単に言うと、まだ狭い場所に留まっている場合は、手術ですべて取り切れる可能性が高いでしょうし、残念ながら広がってしまっている場合は、取り切ることは難しいでしょう。

ただ、一部の肺がんや血液がんのように、手術ではなく抗がん剤治療が優先されるものもあるので、あくまでがんの種類によって治療方針は異なります。

「乳頭がんでよかった……」と思ったその理由

さて、では私の罹患した甲状腺がんの特徴についても触れてみます。

仮にも医師国家試験に合格した身であり、緩和ケア医として甲状腺がんの患者さんにも少なからず関わってきましたから、多少の知識がありました。

甲状腺がんと言っても、いくつかのタイプに分かれること。その中でも、多くは甲状腺乳頭がんという、比較的進行がゆっくりな性格が多いタイプであること。でも、一部には未分化がんという、非常に進行が速いタイプもあることなどを知っていました。

未分化がんの患者さんは稀ではありますが、数人関わった経験があり、非常に速い経過で亡くなられたことを思い出します。

「確率から考えても乳頭がんにちがいない……。未分化がんなわけない……」

そのように自分に言い聞かせながら、細胞診の結果が出るのを待ちました。

さまざまな知識があったからこその感情でした。

でも、もし未分化がんだったら、どうしよう。

もう仕事どころではなくなってしまうな。残された人生、何をしよう。

そんなことを考えていると、普段はどこでも眠れるのび太くんなはずなのに、なかなか寝付けない日々でした。

そしていよいよ生検から1週間が経ちました。

実は、院内は電子カルテなので、検査結果も自分で見ることができました。まるで入試の合格発表を見るような緊張感の中、周りに誰もいないことを確認してから、結果を表示させるボタンを押したのです。

そこには英語でこう記載されていました。

papillary adenocarcinoma of thyroid

甲状腺乳頭がんです。

やっぱりがんだったか……という感情よりも、乳頭がんでよかった……という感情の方が強かったのが正直なところでした。

最悪な可能性も知っていたこと、そして超音波の所見からおそらくがんであることは覚悟していたことが、そう思わせたのでしょう。

あとは転移しているかどうかです。これによって治療方針は大きく異なります。もともと、甲状腺がんは、肺に転移する可能性があることを知っていました。

最初に受けた健康診断では、胸部から腹部までのCT検査も受けていました。そしてCTの画像を見る限り、肺に転移らしき影はありませんでした。少なくとも肺に転移していないのであれば、そこまで進行していないのではないかと安心する材料になります。

その後、藤井先生から呼ばれて、耳鼻咽喉科の診察室に向かいました。

「甲状腺乳頭がんでした。3カ所に広がっているので、甲状腺全摘になるのではないかと思います。専門の先生に手術していただくのがよいので、一番お勧めの先生を私から紹介します」

と言い、日本医科大学内分泌外科教授である杉谷巌《すぎたにいわお》先生宛ての紹介状を、すぐに書いてくださいました。

家に帰った私はさっそく奥さんに報告しました。

「甲状腺乳頭がんだった。日本医大の先生が一番お勧めなんだって。紹介してくれたから、今度、一緒に受診してくれる？」

「そっか、分かってよかったね。日本医大なら近いし助かるね」

内心、奥さんはがんでないことを期待していたのだと思います。普通、夫ががんと診断されるという事態は、妻にとっては一大事です。それにもかかわらず、ショックを受ける姿を私には見せず、前向きに関わってくれた奥さんに感謝しかありません。

「がん情報サービス」は最も信頼できるサイト

さっそく日本医科大学を受診しようと思ったのですが、予約をとらないといけないことが分かりました。そもそも甲状腺がんというのは、そこまで罹患する人が多くない病気です。甲状腺の手術を専門的にできる病院は、かなり限られています。

初診は完全予約制ということが分かり、受診できるまで2週間ほど待つことになりました。そこで、待つ間、私は甲状腺乳頭がんの治療について、徹底的に予習していくことにしました。

真っ先に調べたのが「がん情報サービス」というサイトです。こちらは国立がん研究センターが運営する公式なサイトであり、正しい情報が患者さんにも分かりやすい言葉で詳しく掲載されています。検索サイトで「がん情報サービス」と入力すれば辿《たど》り着けますし、以下にURLも記載しておきます。

https://ganjoho.jp/

よく患者さんから聞かれる声の中で「インターネットで治療法などを検索するとき、どのサイトを見たらいいのか分からない」というものがあります。発信元によって掲載されている内容が異なる場合もあれば、中には「がん治療なんてしなくていい」「民間療法でがんは治る」といった怪しい情報まで並列で表示されてしまっています。

初めてがんと診断された方が、正しい情報にうまく辿り着くのは、意外にも難しいものです。がんになった方は、とにかく「がん情報サービス」をしっかり読むことを私はお勧めします。

「がん情報サービス」の甲状腺乳頭がんの項目を精読しました。

まず、やはり一般的ながんと同じように、他の臓器に転移しているかどうかで、治療方針が大きく異なることが分かりました。

治療としては、おそらく手術を受けることになるのですが、どこまで切除するかは病気の広がりによって決まるのでしょう。これは、詳しく検査を受けなければ決まらないので、診察の結果を待つことになります。

私の関心事としては、甲状腺をすべて切除する必要があるかどうかという点でした。すべて切除すると、甲状腺のホルモンが分泌されなくなってしまうので、一生そのホルモンを補充する必要があることを知っていたからです。できれば、すべて切除するのではなく、部分的な切除で済むといいなと思っていました。ただ、藤井先生からはおそらくすべて切除する必要があるのではないかと言われていたので、そうなっても仕方ないという覚悟はありました。

あと、大切なのが治療に伴う合併症。そして、追加治療の必要性についてです。

合併症はどのような治療にもつきものですが、甲状腺の手術では甲状腺ホルモンが不足することに加えて、すぐ隣にある副甲状腺という臓器の機能も低下する可能性が記載されていました。これが生じると、血液の中のカルシウムというミネラルの濃度が足りなくなり、テタニーという手足がしびれるなどの症状が現れます。

こういった知識は、医師国家試験の際に学んだ記憶はありましたが、すでに15年以上前のことで忘れかけていたので、改めて知識の再確認をすることができました。

また、もう1つ合併症として、反回神経麻痺《はんかいしんけいまひ》が記載されていました。甲状腺のすぐ近くに反回神経という、声を出すことや食べ物を飲み込むのに関わる神経が通っています。手術でこの反回神経が傷つくと、一時的ではありますが、声がかすれるなどの合併症が生じます。

私は、さまざまながんの進行により、この反回神経麻痺を発症する患者さんを数多く経験してきました。皆さんが、以前のような声に戻らず、食べ物にムセやすくなり困っていました。そのようになってしまうのは、つらいことです。外来などで私と患者さんで会話するときに、声が思うように出なくなるのは困るなと不安になりました。

そして、手術後の追加治療としては、場合によって放射性ヨード内用療法を行うことがあると記載されていました。甲状腺をすべて切除したとしても、わずかに残っているかもしれないがん細胞を放射線で叩いて、再発や転移を防ぐための治療です。これは「場合によって」という記載だったので、治療後に確認してみようと思いました。

これらの情報が記載されている「がん情報サービス」は、私にとって本当に必要十分なものでした。ぜひ、この本をご覧になられている患者さんやご家族も参考になさってください。

なお、私はそれ以外に、治療を受ける予定の日本医科大学内分泌外科のホームページを検索し、診ていただく予定の杉谷先生が解説されている病気の説明なども熟読しました。

病院によっても治療内容に特徴がありますから、もし皆さんが受診される病院にホームページがある場合は、事前に確認されることもお勧めします。

大学病院を受診し、初めて本当の患者になる

ついに日本医科大学附属病院の外来を受診する日がやってきました。

杉谷先生の初診外来は月曜日なのですが、実は私も月曜日が外来を行っている曜日でした。ただ、さすがに私の受診を優先することになりますから、緩和ケアの外来をお休みする必要がありました。

まだ、緩和ケア外来の看護師さんには病気のことを話せていません。そこで、青木さんに軽く嘘をついて出かけることにしたのです。

「ちょっと家族が病院を受診する必要があって、ついていきたいから、今度の月曜日の外来はお休みにさせてちょうだい」

さすがに私ががん患者だから受診するなんて、青木さんも思ってもみないでしょう。

「分かりました。調整しておきますね。先生もたまには休んだらいいんですよ」

怪しまれることなく、外来をうまく休むことができました。

ただ、何かあるといけないので、当時、私の同僚で一番信頼する右腕のような医師であった中村先生には、これまでの経過を話しておきました。中村先生はショックを受けられた様子でしたが、

「仕事どころではありません。何かあったら私がすべて対応しますので、先生はお身体のことを最優先にしてください」

そう言って、送り出してくれました。

病院に着くと、預かっていた紹介状や検査結果の資料などを提出し、大勢の患者さんの中で奥さんと2人並んで診察を待ちます。いつ呼ばれるかなとヤキモキしな

がら待ちます。

電光掲示板には予約番号の一覧が表示されていて、あと何番目に呼ばれるかがおおよそ分かるようになっていました。

あと少し、あと少し……。

患者さんは、こんな気持ちでいつも診察を待っているんだな。

ついに、私は本当に患者になったのです。

「一生チラーヂンを飲む」という宣告

初めて会う杉谷先生は、外科医らしくスマートで、話す内容はシンプルかつ分かりやすく、自信に満ち溢《あふ》れつつも過剰ではなく謙虚。少し話すだけで信頼のおける外科医であることがよく分かりました。

藤井先生が用意してくださった検査所見を確認した上で、私の喉元に改めて超音波を当てて病気の部位を確認していきます。

「たしかに甲状腺の右葉と左葉、そして峡部それぞれに腫瘍がありますね。あと、気《き》管傍《かんぼう》リンパ節にも転移がありそうです」

リンパ節転移……。

転移という言葉に衝撃が走りました。

「がん情報サービス」には、気管近くのリンパ節も切除することがあると記載されていたのを思い出しました。そうか、甲状腺だけではないのか……。

杉谷先生は超音波検査を終えたあと、要約して治療方針を話してくださいました。

「甲状腺はここまで広がっていると、残念ながら全摘になってしまいます。気管傍リンパ節も心配なので、こちらも郭清《かくせい》することになります」

郭清というのは、がんの周辺にあるリンパ節を切除することです。がん細胞はリンパ節を通って全身に広がるため、リンパ節転移している可能性がある部分は取り除き、再発を防ぐ必要があるのです。

甲状腺を少しは残せないかと期待していたのですが、やはり難しいようです。

「そうなると、一生チラーヂンですかねぇ……」

説明を受けて、私が初めて発した言葉はこれでした。

「そうですね、チラーヂンはずっと必要になりますね」

申し訳なさそうに杉谷先生もおっしゃいます。

まあ、しょうがない。


チラーヂンというのは、甲状腺ホルモンを補充する薬のことです。

さまざまな理由で甲状腺機能が低下し、このチラーヂンを飲んでいる患者さんは多くいるので、覚悟が決まればそこまで抵抗はありません。

「分かりました。よろしくお願いします」


「ほかに何かお聞きになりたいことはありますか？」

私は気になっていた術後の合併症のことを尋ねました。

「副甲状腺機能は一時的に低下する可能性はありますが、あくまで一時的なので、その間はカルシウム製剤などを飲んでいただくことになるかと思います。たしかに、先生は緩和ケアがご専門で、患者さんとお話しするのが大切な仕事でしょうから、反回神経麻痺は気になりますよね。甲状腺の手術で反回神経麻痺が生じる方の割合は少ないですし、できるだけ注意しながら手術を行います」

そう言い切ってくださって、安心して手術をお任せする気になりました。

杉谷先生は突然気がついたように、

「奥様からは何かありますでしょうか？」

杉谷先生も私の素性を知ってくださっていたので、つい話題が専門的な用語を用いるなど、パパッと進めてしまっていました。奥さんは元看護師とはいえ、いまはがん患者の妻として同席しています。

杉谷先生は、再度分かりやすい言葉で手術の内容について奥さんに説明してくださいました。

「大丈夫です。よろしくお願いします」

と奥さんも頭を下げました。

その上で手術日が決定しました。

２０２３年5月12日金曜日に手術することが決まったのです。

杉谷先生は申し訳なさそうに、

「すみません、私が執刀する枠は大変混んでいまして……」

およそ3カ月待ち。

甲状腺手術の第一人者である杉谷先生の人気がうかがい知れます。

他の患者さんの手術に割り込もうとさせることなどせず、順番に対応される先生の誠実さにも好感を持ちました。

「いえいえ、それは大丈夫です。私も外来などを調整する時間が必要ですから」

「そうですよね。先生も準備が大変でしょう」

帰り道。奥さんも杉谷先生のことを気に入った様子で、

「いい先生だったね。でも、3カ月も放っておいて大丈夫なのかな」

「うん。さすがだったね。石木先生も間違いないって太鼓判押してくれていたし、

安心の診察だった。乳頭がんだから進行はゆっくりだろうし、3カ月くらい大丈夫だよ。外来などスケジュールの調整をしなきゃいけないし」

石木寛人《ひろと》先生は国立がん研究センター中央病院の緩和医療科に勤める緩和ケア医で、私の盟友の1人です。元の専門は耳鼻咽喉科であり、私の甲状腺がんについて少し相談していました。杉谷先生を紹介されたことを話したら、それなら心配いらないですよと保証してくださっていたのです。

いろいろな人に支えられながら、どうにか手術が決定しました。

患者さんへの影響を最小限にしたい

治療方針が決まったら、病気についての心配はさほどでもなくなりました。することは決まったのだし、自分の納得のいく方針で、最高の先生が執刀してくださる。

もう気持ちは、まな板の上の鯉《こい》状態です。

それより問題は、診察でも話題にしていた仕事のこと。

入院患者さんは他の先生に頼んで診てもらうとして、それ以外に週4回の外来診療、そして週2回の往診を行っていました。定期的な通院や、往診の必要がある患者さんが100人以上いたのです。

杉谷先生から入院期間はおそらく1週間くらいと聞いていました。

だから、いまとなっては後悔しかありませんが、そのときはなんとか患者さんの予定をやりくりして、入院期間中の1週間は予約を入れず、その前後に予約を集中させたらよいと考えたのです。患者さんへの影響を最小限にしたかったのです。

また、私が1週間抜けることで、どうしても緩和ケア医が手薄になってしまう曜日があることにも気がつきました。実は私の右腕とも言える中村先生が2023年3月に退職されることが決まっていて、手術を受ける5月には人手が不足気味であることが予想されていました。

悩んだ末、中村先生に相談したところ、泣かせるようなことを言ってくれたのです。

「先生のためでしたら、有給休暇をとってでも手伝いに来ます。先生は仕事のことを気にせず、しっかり治療に専念してください」

こうして、入院前後はやや忙しくなるかもしれないけれど、とにかく私の患者さんには迷惑を極力かけずに治療をのりきりたいという、私が一番大切にしたい部分の見通しも立ちました。

同僚からの言葉「しっかり休んでください」

夏休みでもなんでもない5月に、まとめて1週間の休みをとることになるわけです。

さすがに何も言わずに、休みをとるわけにもいきません。

緩和ケア病棟の科長、そしてさまざまな予約を調整している青木さんなど、緩和ケア外来の看護師たちを集めて話すことにしました。何度か外来の合間を抜け出して耳鼻咽喉科の診察に出かけ、先日は家族の受診と嘘をついて休みをとったこともバレることになるので、少し気まずさもありました。

「実は健診で甲状腺がんが見つかって、5月に日本医大で手術することになりました。少し迷惑をかけますが、できるだけ影響を最小限にしたいと思っているのでよろしくお願いします」

みんな、驚きを隠せませんでした。

「えっ、患者さんのことじゃなくて、先生がってことですか？」

「そうなんですよ。ここ最近、外来後に抜けて出かけたり、この前の月曜日にお休みをいただいたのは、実は私自身の受診だったんです」

小さな嘘をついていたことを謝りました。

「先生、こんなときくらい、もっとちゃんと休んでください」

「患者さんのことは、他の先生方となんとかしますから」

口々に、私の体調を気遣ってくれました。

「うん。あまり無理しないようにします。手術が終わったら、夜間の対応は当直医に任せようかなと思っているんです」

この頃にはさすがに、これまで無理をしてきたツケが回ってきたという自覚がありました。夜間だけでもあまり病院から呼ばれる心配なく、心を落ち着けて休めるようにした方がいいと思うようになったのです。

実際、入院患者さんが夜間や週末に亡くなることは多くあります。亡くなる患者さんにしても、付き添われるご家族にしても、知らない当直医が対応するよりは、これまで関わってきた私が最期の診察をした方が少しでも安心できるのではないか……。そんな思いから、これまでどんな時間でも極力私が出かけるようにしてきました。

ただ、そんな自己満足のために自分自身の健康を害していては、身も蓋もありません。これまで私が頑《かたく》なに変えなかったやり方を、病気をきっかけに変えることにしたのです。

こうして、多くの同僚の優しさや思いやりを、改めて感じることができました。

あとでこっそり、病棟のトイレで涙を流したのは誰にもバレていないはずです。

その後、同じように病棟の看護師や、往診をしている診療所の同僚にも伝え、着々と手術のための準備を進めていきました。

患者支援センターの受け答えで覚えた違和感

次に日本医科大学附属病院を受診したのは、手術のおよそ1カ月前。もともと、この日も緩和ケア外来や往診の予定が入っていましたが、皆がうまく日程を調整してくれました。

この日は術前の検査を受けて、入院の予約など手続きをする予定になっていました。

採血、レントゲン、心電図……それから私はもともと若い頃から血圧がやや高めで、疲れがたまると不整脈が出るなどの持病を持っていたので、心臓の超音波など念入りに検査していただきました。

手術を受けるということは、すなわち全身麻酔を受けるということです。全身麻酔を受けるにあたり、内科医からも心臓などに問題がないというお墨付きをもらう必要がありました。

「心臓は大丈夫ですね。血圧の薬は飲み続けてください」

心電図や心臓の超音波の結果を確認しながら、内科の医師が話してくれて、ほっとしました。心臓が原因で手術できないなんて事態になったら困ります。

これだけの種類の検査や診察を、まとめて同じ日に受けられるように調整してくださったことに感謝しつつ、最後に内分泌外科の外来を受診しました。

採血など、その他の検査結果もとくに問題なく、入院日が2023年5月9日火曜日に決まりました。この日までにすべての準備を終える必要があるわけです。あと1カ月となると、いよいよという実感も湧いてきます。

ついで案内されたのが、患者支援センターでした。

こちらは入退院の手続きをするだけでなく、経済的な相談、自宅での介護の相談、福祉制度や施設の相談などにのってくれる窓口です。たいていの大きな病院にはこういった窓口が設置されており、とくにがん患者に対しては「がん相談支援センター」という名前で、さまざまな不安や困りごとに対する相談を受けてくれます。

私はまがりなりにもがん患者に多く関わる緩和ケア医であり、がんと診断されたときに生ずるさまざまな悩みに対して、自分自身でそれなりに解決してきました。

治療方針については、自分自身で「がん情報サービス」をもとに調べ上げ、主治医の話も納得して聞くことができました。

仕事との折り合いについては、どれくらいの期間を休むことになるかの目処《めど》を、だいたい1週間と把握できていたので、その1週間だけしっかり休めるよう調整するという計画を前もって立てることができました。

経済的なことについて心配される方も多いと思いますが、手術費などが高額になったときには、収入などによって決まる限度額より支払いすぎた分については後日返金される、高額療養費制度という制度も知っていたので、そこまで大きな不安はありませんでした。

また、仕事を休むのは1週間程度であることが予想されており、有給休暇がそれ以上に余っていたので、それを充《あ》てるつもりでいました。

何より、以前からがん保険に入っていたこともあり、今回はストレスなく入院生活を送ろうと差額ベッド代を支払って、個室に入院するつもりでした。

ただ、普通の患者さんでは私のようにはいかないはずです。自分たちだけで解決できる患者さんなど限られています。こういった悩みを解決してくれるのが、この患者支援センターであり、がん患者にとってのがん相談支援センターです。

私は、この患者支援センターでどのような扱いを受けるか、少し楽しみにしていました。

というのも、いままでは「がんと診断されたときから緩和ケアは必要」と言われており、大きな病院では実践されていて然《しか》るべきです。そして、患者さんごとに緩和ケアの必要性を確認する場が、この患者支援センターであり、がん相談支援センターのはずでした。

患者支援センターの入り口で整理券を受け取り、待合室に座って順番を待ちます。

やがて、呼び出されて奥さんと2人で窓口に座ります。


「廣橋さんは甲状腺がんの手術で入院ですね〜」

病室の希望を確認され、費用や入院当日の流れなどについて説明が続きます。

私は、個室の中でパソコンやスマートフォンなど自由に使ってよいか、フリーWi-Fiは完備されているか、Web会議などをしてもよいかといった質問をしました。入院してからもパソコンでデスクワークをしようと考えていたのです。

一方、奥さんは入院時の持ち物が気になるのか、着替えや浴衣《ゆかた》のレンタル、手術の際の持参物などを確認しています。私とは関心事がまるで違う、さすが元看護師です。


最後に、患者支援センターの看護師さんはこう締めくくりました。

「他に困っていることはありませんか?」

う〜ん、私はとくに問題ないけど、普通の患者さんはこの聞き方だけで、果たしていろいろなことを相談できるのでしょうか?

治療の見通しや今後のこと。仕事への影響がどうなるか。医療費はどれくらいかかるのか。そういった漠然とした不安に対して、「他に困っていることはありませんか？」という声かけだけでは、患者さんは声をあげられないのではないでしょうか。

では、私が勤務している永寿総合病院では十分な対応ができているかと言うと、おそらくそうではありません。決して日本医科大学附属病院だけが足りていないのではなく、全国どの病院でも十分ではないと思うのです。

がん患者という立場になって初めて気づくことのできた、患者の困りごとと実態でした。

「公表してよかった」――仲間たちへの決意表明

いよいよ入院日も決まりましたが、少しだけ迷っていることがありました。

奥さんや同じ職場の人たちには、病気のことをだいたい話してきました。話さないわけにはいきませんでした。ただ、それ以外の人たち、友人や仕事関係の仲間などに伝えるかは正直悩みました。

直接説明できるわけではないので、中途半端な伝え方をすると、かえって心配をかけてしまうのではないか。でも、結局は職場関係の人たちなどから、伝え聞いて広まってしまう可能性もあるだろうから、それくらいなら自分で話したいな。そして、万が一のことがあったら自分の思いを伝えられないままになるから……。

そんな感情が巡りつつ、友人や仕事関係の仲間と最も繋がっているFacebookに書き込む形で報告することにしました。病状については包み隠さず、自分が感じていることと不安を正直に書きました。一部、抜粋します。

「乳頭がんではあるものの、それなりに病気は広がっており、甲状腺はすべて摘出することになりそうです。一生、チラーヂンを飲む必要があります。副甲状腺機能低下症になるかもしれません。術後、仕事は普通に復帰して問題ないとは言われていますが、体力的にも以前ほどのパワーはない中、やってみないと分かりません」

そして、これは本書の執筆にも繋がる話題ですが、緩和ケア医である私ががん患者体験をすることで、必ずこれからの私の人生に役に立つと思っていることを書きました。こちらも一部、抜粋します。

「まさか、自分が患者側になるとは思っていませんでしたが、この体験は大きな意味を持ちそうです。この数ヶ月起こったことでも、いろいろと思うところがありました。自分は医師であり、それなりにがんに詳しい専門家ですけれど、何も知らない一般の方であったらどうなのかな…そんなことを常に考えながら過ごしてきました。自分がこのタイミングでがん患者になったことが、これからの自分の仕事や活動に、何らかの意味があると思っています。ですので、基本的には感じていることを公表しながら、その意味を問うていくつもりです」

あまり気分のよい話題ではないので、リアクションしにくいのではないかと、申し訳なく思っていました。しかし、驚いたことに前向きな励ましのコメントを多くいただきました。

「周りのことばかりではなく、自分のQOLを第一に考えて！」
「公表してくれてありがとう。とにかく祈っています！」
「回復したら、すごい本書けそうですね。手術の成功を祈っています」

などなど、心配かけてしまいましたが、それでも公表してよかったと思えるものばかりでした。

歴戦の緩和ケア医と過ごした札幌の夜

Facebookでがん治療を公表して数日後、2023年4月下旬のこと。がん緩和ケアの国際会議という集まりが、札幌で開かれました。この会議には、私が甲状腺がんと診断される以前から出席する予定でした。

治療のこともあるから、行くのをやめようかなと迷っていました。ただ、現地では多くの緩和ケア医の仲間たちと交流できる予定もあり、ストレス発散も必要だと思って予定通り参加しました。

会議の合間には、私にとって最も欠かせない大切な仲間である東北大学の田上恵《たがみけい》太《た》先生（現在は、やまと在宅診療所登米《とめ》院長）とレンタカーを借りて、共通の趣味である競走馬を見るために、日高の牧場を巡ったのは忘れられない思い出です。

夜は田上先生に加えて、同世代の緩和ケア医たち、そして後輩たちと集まりジンギスカンを楽しみました。みんなが私の病気のことを必要以上に心配せず、前向きに激励しようとしてくれていることを感じました。

あるがん患者さんが、こう言っていたのを思い出します。

「友人や職場の人から、ものすごく心配されたり、気遣われたりするのが、かえってつらいです。腫れ物に触るような感じというか。もっと、普通にしてほしい。がん患者だって、普通の人間なんです」

札幌の夜に集まったのは歴戦の緩和ケア医たち。

皆、がん患者との接し方には慣れています。

ジンギスカンから、そのままススキノのカラオケになだれ込みました。

田上先生と一緒に熱唱。「あ〜、楽しいな〜」と、病気を完全に忘れられる時間でした。

お酒に夜更かし。身体に悪い？

いやいや、こんな楽しい時間。きっと、ストレス減らして、身体にもいいに決まっています。

コロナから身を守るために宴席を我慢

さて、いよいよゴールデンウィークの週末。明けたら入院までのカウントダウンが始まります。

実はこの週末にも、緩和ケアの若手医療者を中心とした勉強会を都内で開催しました。石木先生や田上先生、そしてもう1人、緩和ケア医の盟友である横浜南共済病院の馬渡《まわたり》弘典《ひろのり》先生と私の4人で、定期的に行ってきたＰＩＮＫ（palliative-care investigator network）という勉強会です。

大きな学会と違って、若い先生でも気軽に発表や質問ができるような、アットホームだけど話題は最先端。そして、学ぶだけでなく、さまざまな医療者同士の交流も大切ということで、終わったあとは毎回懇親会を開いてきました。

実はこのとき、すでに入院まで1週間を切っていました。

懇親会となると、マスクをとってお酒を酌み交わすことになります。ぜひ、普段会うことのない他の病院の方々とお話ししたいと思っていたのですが、ここであることを懸念していました。

当時、日本医科大学附属病院では、入院するときに、すべての入院患者さんがコロナのPCR検査を受ける必要がありました。ここで陰性が確認されないと入院できないのです。もし、この懇親会で新型コロナウイルスに感染すると、手術が延期になってしまいます。

杉谷先生の手術を受けるためにここまで3カ月待ったのに、これで延期になってしまって、また3カ月待つのは絶対にイヤでした。そして、日本医科大学の皆さんはもとより、外来や往診を調整してくれた私の患者さんや看護師たち、有給休暇をとって手伝いに来てくれる予定の中村先生など、多くの方々に迷惑をかけてしまうのは絶対に避けなくてはなりません。

私は泣く泣く懇親会を冒頭の挨拶だけで切り上げて、おとなしく帰ることにしました。すると、かつて私のもとで学んで巣立っていった永寿総合病院緩和ケア科OB／OGの先生たちが、外まで見送ってくれました。

「先生、無理しないでくださいね。とにかく無事を祈っています」

そう言って、手術をするときっと喉が痛いだろうからと、食べやすいゼリーの詰め合わせをプレゼントしてくれました。このゼリーは術後に食べられるよう、入院の荷物にさっそく加えました。

仲間よりも実の家族に伝えるのが難しい

実は4月頃まで、私の子供や母には、病気のことをはっきりとは伝えられずにいました。

一人息子の陸《りく》は、中学受験を無事に終え、いまは中高一貫校に通う中学生。陸という名前は、小さいことは気にせず、大陸のような大らかな気持ちで育ってほしいと思って名付けましたが、その名前通りにマイペースに育っています。

もうたいていの社会の出来事は理解していて、私と奥さんの会話も耳にしているから、私の病気のことも大まかに察していたはずです。

入院する少し前に、陸には簡単に話しました。

「お父さん、がんの手術で入院してくるけど、しっかりやっていろよ。何かあったら、お母さんのことよろしく頼むな」

がんという病気の重さを、陸がどう捉えていたのかは分かりません。私があまり深刻そうにしていなかったから、そこまで重くは考えていなかったかもしれません。でも、子供なりに何かを感じ取ったようでした。

「おう、大丈夫だ。がんばれよ」

そんな、軽い感じで、いつもの父子の会話で終わりました。

父は数年前に亡くなり、母はいま、私たちの家の近くで1人で住んでいます。1人で心細いこともある中、長男である私ががんになったと知ったら、きっとショックを受けるでしょう。あまり前もって伝えると深く考え込んでしまうだろうから、入院日が決まってから伝えることにしました。

4月中旬、ある日の夜。奥さんと一緒に、母の家を訪れました。

「ちょっと話があるんだ。実は健康診断で甲状腺に腫瘍が見つかって、来月手術を受けることにした」

「それって、私も甲状腺でチラーヂンを飲んでいたけど、何か関係あるのかな？」

母は橋本病という甲状腺機能低下症を患っていたことがあり、かつてチラーヂンを飲んでいました。

正直言って「そこ？」と思いましたが、母親からの遺伝か何かで病気になってしまったと心配したのかもしれません。甲状腺機能低下症は決して遺伝するものではなく、また、がんにも関係ないことを話しました。

それから、甲状腺乳頭がんは進行の遅いタイプで手術すれば問題ないこと、そして日本医科大学の杉谷先生がこの道の第一人者であることを説明しました。

おそらく、あまり動揺するところを見せまいとしてくれたのかもしれません。私が医学部の入試に何度か落ちて浪人していたときも、気落ちする姿は見せずに、明るく励ましてくれたことを思い出しました。それでも、改めて奥さんが母と話したときには、やはりショックを受けていたようでした。

そして、私には3つ下の弟がいるのですが、彼にも母から伝えておいてくれるとのことでした。あまり大袈裟に考えず、心配いらないと伝言してもらいました。

やはり、友人や職場の仲間より、家族に伝えるのが一番大変です。

手術が迫ると「もしものこと」を意識してしまう

いよいよ入院まで、あと数日と迫ってきました。近づいてくると、さまざまな不安が頭をよぎります。

所詮は2～3時間程度で終わる甲状腺の手術です。心臓や膵臓のような大きな手術とは違って、大したものではないと頭の中では分かっていながらも、でももしものことがあったらどうしようと考えてしまいます。

私は医師ですから、もしものことがイメージできます。

具体的には、術後の合併症で脳梗塞や肺血栓塞栓症《はいけっせんそくせんしょう》が生じてしまうことを考えていました。手術中や術後に身体を動かせないでいるために、身体に血の塊ができてしまうことによる合併症です。急死するまではいかなくても、寝たきりなど重度の障害が生じてしまうことはありえます。

いまでは、その予防もしっかりされているので、確率的にほとんど起こらないことは頭では分かっていても、やっぱり自分が手術を受けるとなると、最悪の可能性を考えてしまうのです。

もし突然死したらどうしよう。寝たきりになったらどうしよう。そんなことを考えると、怖くなって夜もなかなか寝つけなくなってしまいました。もしそうなったら、家族はどうなるのだろう。遺書を書いておいた方がよいのか。お金のことなど、奥さんがあとから分かるようにまとめておこう。そんなことを考えてしまっていました。

奥さんに、半分冗談っぽく、でも実は半分本気でこう聞きました。

「もし、術後に血栓が飛んで、寝たきりになったら介護してくれるの？」

「え〜、身体大きいとオムツ交換大変だから、もう少し痩せてからにしてよ」

そう言って、笑いに変えてくれた奥さんでした。

医療者目線で考えると、何を甲状腺の手術くらいでそんなにビビっているんだということになってしまうかもしれません。でも、自分事になると、まるで別なのです。

自分のことはそっちのけ。入院前の慌ただしい日々

入院前は、とにかく仕事の申し送りや調整に追われました。

往診で診ている患者さんは、すべて退院予定日後に次の診察を予定したので、急な体調変化さえなければ問題はないはずでした。念のために、往診を担当している別の先生に、何かあったときの対応は依頼してありました。

入院中に主治医として診ていた患者さんについては、別の先生がその間を担当してくれることになっていたので、申し送りをカルテに記載しました。患者さんには、さすがに私が手術を受けるために不在になるとは言えません。

「ちょっと1週間、都合でお休みしますから、その間は別の先生が診ますね」

そう伝えると、患者さんは早めの夏休みと勘違いしたのか、

「先生もたまにはしっかり休んでくださいね」

と送り出してくれました。

外来で診ている患者さんについては、私の不在の間には診察が入らないように予約を調整してもらいました。ただ、中にはどうしても受診が必要な患者さんがいて、そういった患者さんは別の先生にお願いすることになります。

実は永寿総合病院の緩和ケア科には、中村先生が抜けられたこともあり、4月から新しい医師たちが加わっていました。新しく入職されたばかりの慣れない時期に、トップである私が1週間抜けてしまうのは、とても申し訳ないことでした。

しかし、彼女たちは私が不在の間、まったく問題なく入院患者さんや外来の対応をしてくれました。本当に頼もしく、そしてありがたく思っています。

というわけで、入院前日は深夜まで病院に残り、申し送りに不備がないかを確認し続けました。ちなみに入院の持ち物など、自分自身の準備はすっかり頭から抜けていて、すべて奥さん任せというダメ夫なのでした。

第3章

医師が
患者になって
分かったこと

緩和ケア医、ＰＣＲ検査の行列に並ぶ

いよいよ入院当日の朝になりました。

日本医科大学附属病院では、入院前に新型コロナウイルスのＰＣＲ検査を受けて陰性を確認しなければなりません。朝8時に病院へ行き、入院棟とは別棟の建物でＰＣＲ検査を受けました。けっこうな数の患者さんが並んでいて、みんな今日入院するんだなぁと、さすがは大学病院と感心していました。

私もこれまで永寿総合病院で、さんざん患者さんのＰＣＲ検査を担当してきたのですが、検査を受けるのは久々のこと。鼻の中をグリグリされるのはやはり痛いですし、それよりも結果が気になりました。

もし陽性だったら入院、そして手術はキャンセルです。また3カ月待ちになってしまうかもしれません。そして、何よりここまで準備してくれた仕事の仲間たちに、大きな迷惑をかけてしまいます。

結果は昼までには出るとのことでした。陽性でない限りは連絡が来ないので、そのまま午後に入院する予定になっていました。

さすがに入院当日は「病院に来ないでいいですよ」と他の先生たちや病棟の看護師たちに言われていたのですが、気になって行ってしまうのが私の悪いところです。ちょうどその日の午前中は、もともと部長回診（他の先生たちと一緒に、全患者さんを私が回診する偉そうなイベント）が予定されている日だったので、せめて回診だけでもと思って顔を出しました。

病棟に顔を出すと、看護師たちからは、「ほら、やっぱり来た」という非難の声が聞こえてきます。

「回診だけして帰るから」と言い訳するように、患者さんの部屋を順に回ります。

「じゃあ1週間いないけど、落ち着いているから大丈夫ですね」

そんな声かけを患者さんにしながら回診を無事に終え、後ろ髪を引かれる思いで病院をあとにしました。

その後、入院の予定時間まで、あと少し間があったので散髪に出かけました。入院して手術するわけですから、髪の毛がボサボサのままでは気分が悪いと考えたのです。

普段、週末しか髪の毛を切りに行く時間がない私。いつも混んでいるところしか見たことがなかった理髪店も、平日の昼間はがら空きです。さすがに「これから入院します」とは言えず、「珍しく今日は休みなんですよ」なんて会話をしながら、髪の毛もサッパリできました。

さあ、昼まで連絡は入らなかったので、おそらくPCR検査はクリアできたのでしょう。

いよいよ荷物を持って、奥さんとタクシーに乗って出かけます。

どうしても医師は患者になりきれない

日本医科大学附属病院に着くと、改めて患者支援センターに立ち寄り、最終的な入院の手続きをしました。

そこで、知り合いの薬剤師さんに声をかけられました。私のFacebookの投稿を見て、病気のことは知っていたようでした。実は日本医科大学には、私が一緒に仕事をしたことのある医療者が何人もいました。頼まれて院内で講演会をしたこともありました。

「先生、がんばってくださいね。お困りのことがあったら、なんでも言ってくださ い」

そんな声かけに感謝しつつも、身バレしているから、あまりだらしないことはできないぞと身が引き締まる思いにもなりました。

その後、病室まで案内されました。希望通り個室で、見晴らしのよい部屋。

奥さんは収納棚に着替えなどをテキパキと片付けてから、病棟の看護師さんに「ご迷惑かけますが、よろしくお願いします」と頭を下げて、ササッと帰っていきました。

コロナの感染対策で手術後まで面会はできないため、次に会えるのは術後です。もう少し感動の別れを期待していたのですが、そんなことは一切ありません。

患者とは言え、まだ術前の元気な身です。落ち着かず病室の机にパソコンなどを広げて、いろいろとデスクワークを始めていたところ、看護師さんが検温にやってきました。

「本日担当の看護師です。今日はこの検査と診察を予定しています」

体温や血圧を測りながら、これからの予定を教えてくれます。

そういった差し障りない会話の中で、いつの間にか看護師さんが私のことを「先生」と呼ぶことに気づきます。私が医師だとバレていたのです。当たり前ですね。提出した書類には職業や勤務先を記載する欄がありましたから、入院を担当する看護師なら当然チェックしていることでしょう。

「先生は何科の先生なんですか？　緩和ケア！　それは大変ですね」

なんて会話から、話題は仕事の内容で盛り上がります。日本医科大学附属病院には緩和ケア病棟がないということもあり、興味を持ってくれたのかいろいろと質問してくれて、私もいい気になって答えてしまいます。

医師は入院しても、なかなか患者になりきれないものだと感じたのでした。

その後、看護師さんによっても、私の呼び方はそれぞれだと気づきました。

「先生」と呼んでくださる方もいれば、「廣橋さん」と言う方もいました。せっかく入院したんだから「廣橋さん」って患者扱いされる方が嬉しいかな、なんてくだらないことを考える余裕がこのときはありました。

意を決してTwitterで病気を公表した

入院当日の夜。
私は前からやろうと思っていたことを行動に移しました。
それはTwitter(いまはXになりましたが、当時を振り返る意味でTwitterという言葉を使います)で、私の闘病を公表することでした。

これまでFacebookを通じて、私と個人的に繋がりがある方には病気のことを伝えてきました。でもTwitterはまるで別です。不特定多数の一般の方に知られることになります。私の患者さんに知られることにもなりますし、周りからどのような目で見られるか恐怖もありました。

ただ、がん緩和ケアに関わる医師の目線で治療を通じて感じたことの発信は、いまがん治療中の方、そしてこれから治療を開始される方に、きっと役立つのではないかと思っていました。私のTwitterアカウントでは以前から緩和ケアに関する情報発信をしており、すでに1万人を超えるフォロワーの方がいらっしゃいました。おそらく、誰かの力にはなれるはずです。

また、ちょうどその頃にある著名人の方が、がん闘病を最後まで隠して亡くなられたことが報じられていました。仕事など周囲への影響を恐れてのことかもしれません。

この件について、私がTwitterで「がんの闘病を隠さずいられる社会になってほしい」と呟いたら、「話したら、周りでいろいろ噂《うわさ》されてイヤだった」「私もほとんど隠しています」といった患者さんからのコメントが多くつきました。

でも、私は覚悟を持って公表することにしました。がんは国民の2人に1人が一生のうちに罹患すると言われています。誰もががんになる可能性があるのです。誰もががんを隠さずに、普通に生活していける世の中であってほしいのです。私はこの発信が、わずかでも何かの力になる可能性を信じました。

診断時に受けた衝撃、そこから始まった患者体験。さまざまな困りごと。私の気持ちを正直にツイートしました。

反響は予想をはるかに上回るものでした。ツイートは300万人近くの方の目に触れ、200を超えるコメントが届きました。皆、応援や励まし、そして無理しないでと心配する声ばかりでした。そして、このときから日々感じたこと、それに関連して患者さんに役立つ話題を発信し続け、そのたびに多くの反響がありました。

また、私と同じ甲状腺がんの患者さんからも、コメントが多く届きました。同じ病気の先輩患者さんは、治療の経過や先々感じるかもしれない困りごとを教えてくださり、これから治療される方とは一緒にがんばりましょうと励まし合いました。がん患者さんに役立つだろうと思って始めた発信が、これらの反響を通じて私自身の力にもなったのです。治療を通じてつらかったとき、どれだけ励まされたか分かりません。

健康的な病院食・柵のあるベッド・鍵のない扉

最初はすべてが初体験で、検査や回診を楽しむ余裕がある私がいました。せっかくの個室ですから、荷物を広げて自分が使い勝手のよいように配置し、高層階でしたので窓の外の眺めを楽しみました。

それから、病院内の散策へ出かけました。セブン-イレブンやスターバックスがあることは知っていたので、とくに用事はないのに行ってみたり。ただ、手術に向けて体調を整えるために甘いものや刺激物などは控えて、健康的に過ごそうと心がけていたので、買うにしてもお茶くらいに抑えました。

病院食は入院生活の中で数少ない楽しみです。初日の夜に出たのはプラスチックの器に薄味の煮魚でした。バランスよく、必要十分なものでしたが、やはり健康的な食事ばかりでは心は満たされません。無事に手術を終えたら、何を食べようということばかり考えていました。

ご褒美にスターバックスのフラペチーノを飲もうかな……。退院したらラーメンを食べに行こうかな……。そんな小さな目標が入院患者にとっては大切な支えだと知ったのです。

最初の夜、消灯時間を迎えて、私はそろそろ寝ようかと思ってベッドに入りました。病室のベッドは、どの病室でも共通と思われますが、いわゆる介護用の電動ベッドです。

私はこれまで多くの患者さんに、介護用のベッドの利用を勧めてきました。体力が弱ってきたとき、自分で起き上がるのが大変になるので、早めに利用する方が楽で安全ですよという説明をしてきたのです。

しかし、いざ、私が介護用のベッドに横になったとき、強い衝撃を覚えました。柵に囲まれて寝るという不快な感覚。これだけで気持ちは落ち着かなくなります。もちろん楽で、安全なのだけれど、それと引きかえに大切なものを失ったような感覚を覚えたのです。

がん患者になって、初めて知ることができたこの感覚。この感覚を忘れずに、これからの患者さんとの関わりに活かしていきたいと思った夜でした。

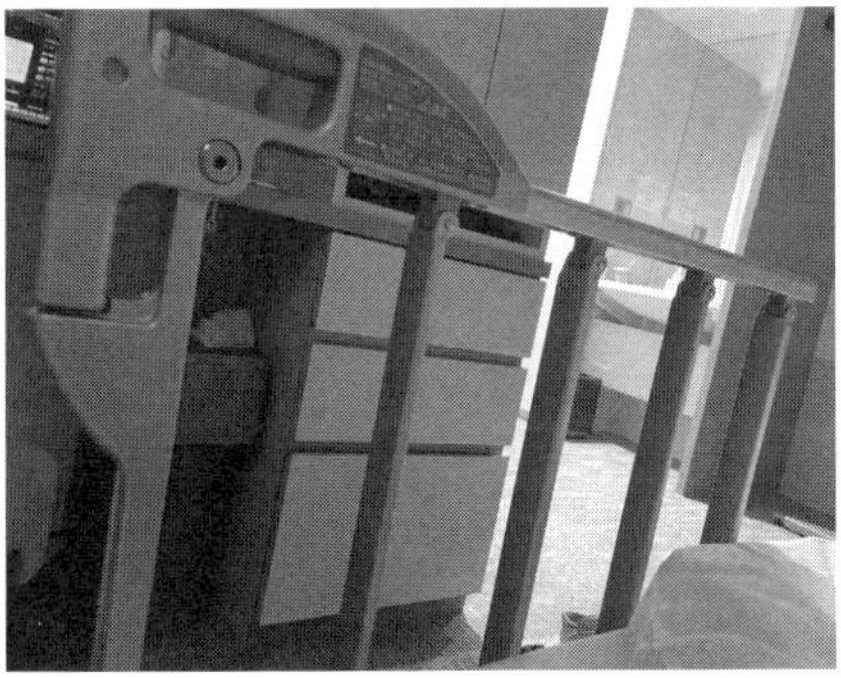
入院中に使用した介護用ベッド。柵があるとなかなか落ち着かなかった。

翌朝には医師たちの回診がありました。病院において、とくに外科系の医師たちは、朝早めに回診することが多いのは知っていました。昼間は手術など多忙であるため、その他の患者の回診は早めにしなければならないという事情があるのです。

ただ、患者の立場になってみると、実際にいつ回診に来るのかは分からず落ち着きません。こちらは着替えやトイレ、洗面などをしているかもしれませんし、食事や電話中のこともあります。部屋のドアに鍵はかからないので、医師たちはノックしてすぐ部屋に入ってきます。プライバシーもへったくれもありません。これは看護師など、他の人たちの訪室でも同じことが言えますね。

私たち医療者が普段、入院中の患者さんの部屋を訪れるときに、そういったことへの配慮は十分ではなかったことに気づきました。もちろん、ノックをしたり、声をかけたりして入るようにはしていますが、あくまで医療者のペースで動いています。急に誰かが来るかもしれないというストレスを、患者さんが抱えていること。この体験も私にとっては新鮮なものでした。

患者の不安を癒してくれたクラシック音楽

入院中、深夜にやや大きめの地震がありました。少し揺れたため、夜勤の看護師さんが見回りに来て、声をかけてくれます。

「大丈夫ですか？」

「はい。これくらい大丈夫ですよ」

気張っている私は平然と答えて、また床につきます。

ただ、そこから余計なことを考えてしまいました。

もし、手術中に大地震が起きたらどうなってしまうのだろうか。全身麻酔の最中、喉元を開いたまま、手術が中断なんてことになったら大変だ。

そこから不安になり、なかなか寝つくことができませんでした。

もし、私が医師として患者さんからそのような不安を訴えられたら、そんな心配はしなくて大丈夫ですよと一笑に付してしまうかもしれません。でも、患者の立場になってみると、冗談ではなく本気で心配なのです。

医療者だと冗談に感じてしまうような、ちょっとした不安でも、患者の立場になるとそれは決して小さい問題ではなかったのです。私は過去の自分の言動を悔いました。

また思えば、医師はつい患者に強い言葉で、不安を煽《あお》ることがあります。

「こんなことしたら危ないですよ……。知らないでいたら危険ですよ……。大変なことになりますよ……」

こういった言葉を使って、患者を正しい道に導こうとします。ただ、軽く脅かすような言動が、実は患者の気持ちに重くのしかかる可能性を感じました。患者の気持ちは弱いのです。

さて、地震のあとのこと。翌朝、病棟に低音量でクラシックの音楽が流れていることに気づきました。実は、私が普段勤務している緩和ケア病棟でも、看護師がセレクトした音楽を流しています。しかし、あまり深く考えたことはありませんでした。

そしていま、実際、私が患者の立場になって、クラシックの音楽を聞いたとき、心が癒されている自分がいたのです。今日はどういう治療や検査があるのだろう……。先生たちはいつ来るのかな……。何か困ったことが起こらないといいけれど……。そんな不安な気持ちでいるとき、こういった音楽を耳にすることで、リラックスしている自分に気づきました。

癒しって本当に大切です。きっと音楽でなくても、アートだったり、コーヒーの匂いだったり、何かがあるだけで違うのです。入院して患者の立場になって初めて知った、ちょっとしたことで不安になり、ちょっとしたことで癒される、そんな一夜の体験でした。

同意書を束で渡されても患者はきっと理解できない

いよいよ手術前日となりました。前日にはイベントが目白押しです。麻酔科医の診察に加えて、執刀医である杉谷先生から手術について詳しい説明が行われました。手術については、甲状腺を全摘し、転移している可能性がある気管周囲のリンパ節を郭清（切除）するという、私がもともと理解していた内容の通りです。私からは手術の内容よりも、反回神経麻痺や副甲状腺機能低下症といった合併症の可能性、そして手術後どれくらいで通常通りに働けるようになるかを質問しました。

副甲状腺機能低下症には一時的になるかもしれないけれど、反回神経麻痺にはできるだけならないよう細心の注意をしながら手術してくださるとおっしゃっていただきました。また、退院後すぐに外来診療を再開する予定であることを告白したところ、とくに仕事など制限はないけれど、無理はしないでくださいねと苦笑されてしまいました。

最後には同意書の束を渡されました。説明文章も含めたら、軽く20枚以上の書類です。手術を受ける同意書には術中の出血、感染など起こりえるリスクについて書かれています。また、それ以外にも大量出血をした際の輸血や血液製剤などの同意書、手術中に血栓が起こらないようにするための予防策を受ける同意書、褥瘡《じょくそう》（床ずれ）を予防するための同意書、手術台やベッドから落ちないようにするために身体抑制をする同意書などなど多くの書類にサインをしなければなりません。

私はこれらの同意書が、1つ1つ何のためにあるのかを知っています。病院でさまざまな治療や処置を受けるとき、どんなに合併症を防ごうと予防策を講じても、起こることはあるのです。合併症が起こってしまったときに、病院が必要以上に責められないようにするため、そして迅速に対処できるようにするため、こういった同意書はあるのです。

手術を担当される先生方は、私が医師であることは知っておられるので、詳細な説明は遠慮しました。ただ、一般の患者さんが、いきなりこれらの同意書の束を渡されても、その1つ1つが何のためにあるのか、その内容まで正確に理解してサインするのは至難の業でしょう。きっと、よく分からないままにサインしてしまっている方も、少なくないのではないでしょうか。

手術前夜、医師でも緊張して眠れない

手術は明日の朝1番目の予定でした。2番目以降で、朝起きてからドキドキしながら待っているより、早く済ませてもらう方がありがたいと喜んでいました。そして、前日の夜を迎えました。全身麻酔になるので、お腹を空っぽにしておく必要があります。18時の夕食以降は食事をとることができません。

早めに寝てしまおうかとも思いましたが、気持ちが昂《たかぶ》ってしまい、なかなか眠る気になれません。どこでも眠れるのび太くんはどこへ行ったという感じです。そこでTwitterにこんな書き込みをしてみました。

「がん治療に関わる医師だって、明日全身麻酔の手術を受けるとなると、さすがに緊張してきました。

今夜は眠れるかな。皆さんは手術や治療の前夜はどうしてましたか？」

すると100を超える体験者の皆さんからの声が届いたのです。

「緊張するのは当たり前ですよ」

「睡眠剤もらって寝てもいいのでは」

「夜に寝れなくても、明日は麻酔で寝ることになるのですから大丈夫」


1つ1つの声を読んで、患者さんもみんな同じだったんだって思えると、不思議と心が落ち着いてきたのです。患者さんたちの役に立つためにしてきたTwitterで、逆に私が励まされてしまいました。


夜勤の看護師さんの声かけにも救われました。

「緊張しますよね。深夜でも何かあったら声かけてくださいね」

そんな優しい声かけひとつで、どれだけ気持ちが落ち着くか……。

普段、一緒に働いているときは一切感じない白衣の天使という言葉。このときばかりは、身に沁みて感じたのでした。こんなことを書くと、同僚たちに怒られそうだけれど。

感染対策のため手術当日も家族の面会はなし

いよいよ手術当日の朝。なんだかんだ、4時間くらいはまとまって眠れた気がします。

朝早くシャワーを浴びて、手術衣に着替えます。それから弾性ストッキングを初めて履きます。弾性ストッキングというのは、手術中に足に血栓ができないようにするための、やや強く締め付けるストッキングです。患者さんに履いてもらうことは多くありましたが、私自身が履くのは初体験です。

なんとなく履いてみましたが、なんだか足先が余っているような……。看護師さんも「うまく履けなかったらお手伝いしますよ」と声はかけてくれていましたが、医師である私が手伝ってもらうのもなんとなく恥ずかしい。

というわけで、奥さんに履いた様子を写真で送って、これで大丈夫か確認してみました。

「弾性ストッキングなんだけど、これでいいのかな？」

「いいんじゃない、病棟の看護師さんに聞いてみなよ」

聞けないから奥さんに連絡しているんじゃないかと思っていると、その後、検温にやってきた病棟の看護師さんがチェックして、無事にOKをもらいました。

新型コロナウイルスの感染対策のため、手術当日であっても家族の面会は許されませんでした。それは仕方ないなと思っていましたが、もう少しで手術するために部屋を出るというタイミングで、奥さんに電話してみました。

「もう少しで時間だよ」

「がんばってね。寝ていたら終わるよ」

「もし、何かあったら大変だから、いまのうちに言っておく。大好きだよ」

「ははっ、何言ってんの。じゃあ切るね」

感傷にふけるような内容は1ミリもなく、いつも通りの夫婦の会話に心は落ち着きます。

いよいよ手術室に出かける時間になりました。担当の看護師さんが迎えに来てくれます。荷物を持って、一緒にエレベーターに乗って手術室へ向かいます。

手術前の私は元気にピンピンしていますから、手術室には歩いて入ります。初めて入る日本医科大学附属病院の手術室に私は少し興奮。何十という手術室があり、広大で、かつ最先端の設備に、やっぱり大学病院はすごいなと感動していました。

手術室へ入ると、付き添ってくれた病棟の看護師さんが、手術担当の看護師さんに申し送りをします。この申し送りに粗相があると、病棟の看護師さんが怒られてしまう場面です。ちゃんとうまくいくかなとヒヤヒヤしながら見守る余裕が、なぜかこの頃の私にはありました。もう覚悟ができていたのか、それとも手術室の雰囲気に気分が高揚していたのかは分かりません。

案内されるがままに、手術台に横になりました。麻酔科の先生が挨拶してくださり、左手の血管に点滴のラインを確保してくれました。やや肉付きのよい私の腕に血管を確保するのは、やや難しいのではないかと危惧していましたが、さすがは麻酔科医。なんの心配もいりませんでした。

「では、麻酔のガスを吸うと眠くなりますよ。ゆっくり深呼吸をしてください」

そんな声かけに合わせてゆっくり息をしていると、そのあとの記憶はもうありません。

「無事に帰ってきました」のツイートをしたことを覚えていない

次に覚えているのは、手術室から病室へ戻るエレベーターの中でした。迎えに来てくれた朝と同じ看護師さんが話しかけてくれたのです。

「手術、お疲れさまでした。もう少しでお部屋に着きますからね」

また、すぐ眠りに落ちてしまいます。次に気がついたのは、病室で体勢や浴衣を整えてくれたときです。ようやく落ち着いたのか、10分くらい起きていたように思います。

そして、あとで振り返ってみると、どうやらこのときにTwitterにツイートしているのです。しかも自撮りの写真つきで。

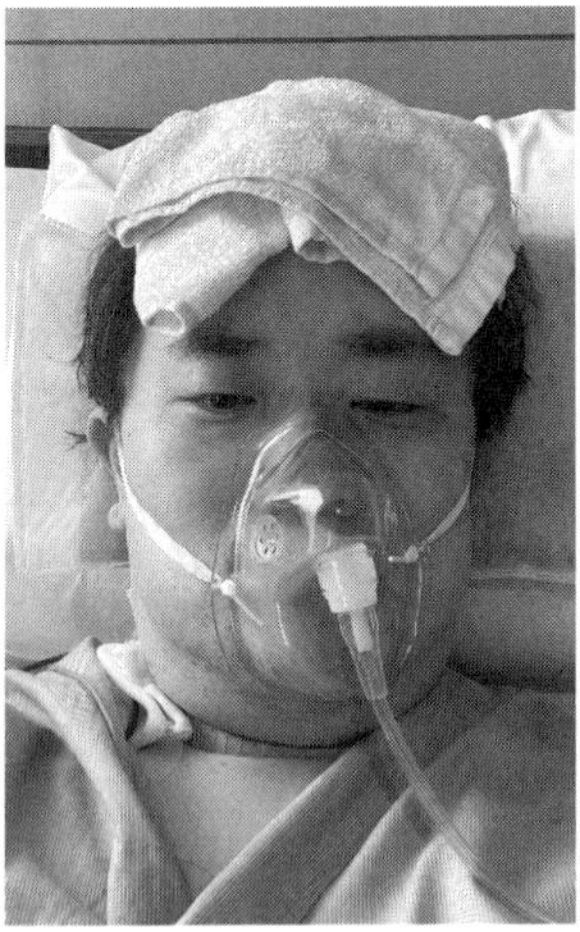
手術を終えて病室へ戻ってきたとき。喉元にドレーンという管が入っていた。

「皆様、無事に帰ってきました。
痛みも薬で落ち着いています。
疲れたので寝ますが、取り急ぎ、感謝」

ツイートした記憶は全然残っていないのですが、無意識にしていたのでしょうか。よほど、応援してくださった皆さんに無事を伝えたかったのかもしれません。

それから、奥さんや仕事の仲間など、大切な何人かにも同様の連絡をしていたようです。おかしな内容でなくて、あとでほっとしたのを覚えています。

次に目が覚めたのが、夕方になってからでした。4時間くらいまとまって寝ていたようです。目が覚めたとき、喉の傷の脇にドレーンと呼ばれる管が入っていること、そして尿道にもカテーテルが入っていることに気がつきました。これらは事前に聞いていたことなので、驚きはしませんでしたが、傷が痛くて目が覚めたのです。

手術の麻酔が切れてきて、痛みが出てきたものと思われます。ちょうどそのタイミングで、夜勤の看護師さんが部屋を訪ねてきてくれました。

「起きましたね。痛みはどうですか？　ロピオン使いましょうか？」

この時間ではまだ薬を飲むことができなかったので、痛み止めは点滴しか使えませんでした。ロピオンというのは点滴の痛み止めのことです。手術後などによく使われる一般的な薬で、緩和ケアでも使用することはたびたびありました。見た目が白いのが特徴の薬です。

「ぜひ、お願いします」

痛みがそれなりに強く感じられたことと、何よりロピオンの効果を試してみたい気持ちもあり、点滴してもらうことを即断しました。使ってもらうと15分くらいで効果が出てきて、痛みが消えるといろいろなことをする余裕が出てきました。

スマートフォンを見てみると、家族や友人、そして同僚たちから多くのメールが届いていました。SNSの書き込みを見て知ったのか、無事を喜ぶもの、そして無理せず療養するように伝える内容でした。またTwitterへの反響はそれ以上でした。術後、無意識にしたツイートに対して、数多くのコメントが寄せられていました。

そういったメッセージには、もしかしたらロピオン以上に私の痛みを和らげる効果があったかもしれません。痛みというのは薬だけが解決するのではなく、このように私のことを支えてくれる人たちの存在がつらさを和らげてくれるものなのです。

やがて水を飲める時間になりました。看護師さんがペットボトルのミネラルウォーターにストローを刺して、ムセないことを確認しながら、少しずつ飲ませてくれました。

口がカラカラに乾いてきたこともあり「ああ、命の水だなぁ」と呟いたのを覚えています。

執刀してくださった杉谷先生も、何度も病室へ足を運んでくださいました。

「経過は良好ですから安心してくださいね。明日にはドレーンも抜けそうです。声もしっかりされているので、おそらく反回神経も大丈夫そうですね」

手術の傷跡や、ドレーンからの出血量などを確認して、そう言って私を安心させてくださいました。

病院での治療はチーム医療で行われます。手術を中心になって行うのは杉谷先生ですが、手術は1人ではできません。何人もの医師たちが協力し合って行うものです。ですから、こういったときには、他の若い先生が代わりに見に来ても不思議ではないと思っていました。それなのに、教授であり、多くの患者さんを抱えていて、とても忙しい杉谷先生自ら、何度も足を運んでくださったのは本当にありがたかったのです。

私が普段診療している緩和ケア病棟でも、入院中の治療や診察は、私より若い医師が一緒に担当しています。彼らは毎日、マメに患者さんのもとを訪れ、話をよく聞いて、必要な治療を迅速に行っています。それで十分なのではないかと思うこともありますが、杉谷先生の姿を見て、私の診察で安心してくださる患者さんがいるならば、どんなに忙しくても私もできるだけ病室を訪れよう。改めて、そう心に誓う体験となりました。

深夜から明け方まで地獄のような時間だった

夕方に目が覚めてから、翌朝までが地獄の時間でした。まだベッドから起き上がったり座ったりができなかったのです。介護ベッドを用いて身体を少し起こすことはできたものの、首にドレーンが入っているので、寝返りすらスムーズにできません。

ずっと同じ姿勢でいると、腰や背中が痛くなってくるので、何度か夜勤の看護師さんが身体の向きを変えるのを手伝ってくれました。ナースコールのボタンを、すぐ手に届くように設置してくれて、「何かあったら、すぐ呼んでくださいね」と言ってくれていました。

ただ、実際のところ身体の向きを変えたいなと思っても「こんなことで看護師さんを気楽に呼ぶのは申し訳ない……」という気持ちから、眠れないままスマートフォンをいじりながら、次に看護師さんが見回りに来るのを待ちました。

この夜の体験で、患者さんがナースコールするのは、こういった心の中の葛藤があり、それを乗り越えて、いよいよ呼ぼうと決意したタイミングなのだということを知りました。我慢して、我慢して、迷って、迷って、それでも呼んできたのです。呼んでくる前につらさに気づければよいですし、そして呼んできたときには真摯《しんし》に応えなくてはなりません。

この夜の看護師さんは、我慢していた私を気遣い、こまめに顔を出してくださり、細かい心配りをしてくれました。看護師が白衣の天使であることを、またまた思い知った夜でした。

夜も深まり、また傷の痛みが出てきました。ロピオンの効果は、数時間で薄れてきたのでしょう。追加をお願いしたいと思い、ちょうど様子を見に来てくれた看護師さんに頼んでみました。ただ、痛み止めには、前回の投与時間から空けなければならない間隔が決まっています。ですので、その時間をもう少しだけ待たなければならないのでした。

「次は午前0時にならないと使えないですよね」

「そうなんです。痛みが我慢できなさそうなら、先生に聞いてみましょうか？」

「いえ、それくらい大丈夫ですよ」

これくらいの痛みで、当直の先生に迷惑をかけるわけにはいかないと思い、あと1時間経過するのを待ちました。普段、患者さんには「痛みは我慢しないでくださいね」と言っているのに、いざ患者になると痛みを我慢してしまいました。

午前0時が過ぎると、今度は尿道に留置されているカテーテルが気になりだしました。この尿道のカテーテルも、緩和ケアでは多くの患者さんに使用しています。トイレに行くのが大変な患者さん、うまく自分で尿が出せない患者さんに勧めてきました。最初勧めるとき、嫌がる患者さんも少なくありません。それはそうです。尿道というデリケートな部分に異物が留置されるのは誰だってイヤなことです。

そのため、この尿道カテーテルは、私が今回の手術で体験してみたいことの1つでした。自分が体験してみて、患者さんにとってどれだけ苦痛なのかを知りたいと思ったのです。ただ、実際のところ、留置される瞬間はすでに私が麻酔で寝てしまったあとだったので、留置時の体験はできず、気がついたときには管が入っている状態でした。

自動的に管から尿が出ていくということは頭では理解できていても、やはり違和感や痛みは想像以上でした。よく、尿道カテーテルが留置されている患者さんは「尿を出したい」と尿意を訴えます。そんなとき、私たちは「自然に尿は出ているから気にせず出してくださいね」と言うのですが、出したいものは出したいのです。また身体の向きを少し変えると、管が引っ張られて痛みを感じるため、楽な姿勢を探さなければなりません。

この尿道カテーテルは、病状によっては患者さんにとって大切な治療であることは間違いありません。でも、それに伴って少なからず患者さんに負担を与えていることを、改めて実感したのでした。

やがて窓の外から太陽の光が差し込んできました。ようやく長かった夜が明けたのです。もともと、朝6時から離床して座ることができるようになると聞いていました。朝5時くらいから、自分の頭の中でカウントダウンが始まります。あと50分、40分、30分……。あと10分、5分、3分……。早く看護師さん来ないかな……。

そして、ついに6時3分。ドアがノックされて、看護師さんが部屋に入ってきました。

「おはようございます。離床できる時間になりましたが、起きられそうですか？」

「はい、お願いします」

待ちに待ったこの時間。首のドレーンや尿道のカテーテルが変に引っ張られないように、注意しながら1日ぶりに座ることができました。それからゆっくり立ち上がって、数歩だけ歩いてみます。

「大丈夫そうですね。では、尿のカテーテルを抜きますね」

トイレまで歩けそうなことを確認され、苦痛の原因の1つだった尿道のカテーテルをようやく抜いてもらうことになりました。若い看護師さんに、尿道のカテーテルを抜いてもらうのは少し恥ずかしかったのですが、それよりも早くこの管からお別れしたい気持ちが勝っていました。抜かれる瞬間の違和感は想像以上で、強い痛みが一瞬走りましたが、これも私にとってはこれからに活かせるよい体験でした。

声を出す仕事に致命的な反回神経麻痺を無事に回避

朝から食事も始まりました。お粥《かゆ》でしたが、丸一日何も食べていなかったので、身体に染み入るような優しい味に感じました。薬も飲めるようになったので、痛み止めも点滴ではなく、飲み薬を使うことになります。

朝の回診で杉谷先生が診察してくださり、出血量も多くないということで首のドレーンも抜いてもらうことができました。だいぶ身軽になったのですが、鏡で見てみると、首には手術跡の傷が大きく生々しく残っています。テープは貼ってあるものの、これはしばらく剝がすことができません。この姿を見て、本当に手術したんだなという実感が湧いてきます。

昼前になると、また傷の痛みが出てきました。明け方にも点滴してもらったロピオンの効果が薄れてきたのでしょう。どうしようかなと思っていたところ、ちょうどお昼ご飯を持ってきた看護師さんが、気を利かせて私に聞いてくれたのです。

「痛みはどうですか？」

「実はちょっと痛くなってきたのです。薬は何を使えますか？」

「えーと、ロキソプロフェンとカロナールの500㎎が使えますね」

「じゃあ、ロキソプロフェンをお願いします」

どちらも一般的な痛み止めですが、こういった傷の痛みにはより効果が期待できそうなロキソプロフェンを選択しました。この日の看護師さんは、私が医師だと知っているので、指示にあるものの中から選ばせてくれたのです。

食後の薬と一緒にロキソプロフェンを飲むと、スーッと痛みが引いてくるのが分かりました。普段、痛みを和らげることを専門にしている私としては、やっぱり薬は効くなぁと嬉しくなりました。

午後には、耳鼻咽喉科の外来まで歩いていくことができました。手術の合併症である反回神経麻痺が生じていないかを確認する診察のためです。まだこの頃は、喉の違和感や痛みもあり、張りのある大声を出すことはできなかったので、少し心配していましたが、

「問題ありませんね。心配いりませんよ」

そう太鼓判を押してくださったので、安心して気分よくセブン-イレブンへ立ち寄り、アイスを買って病室へ戻りました。ガリガリ君のソーダ味でした。

多くの患者さんの救いの神「ガリガリ君」

普段、緩和ケア医として亡くなる間際の患者さんに関わることが多い私にとって、ガリガリ君はとてもお世話になっているアイスです。口から食べることが難し

い患者さんでも、ガリガリ君なら喜んでくれることが多いのです。

以前、Twitterにこのようなツイートをして大きな反響がありました。テレビやラジオなどの取材も受けたくらいです。

「体力が弱って飲み込みが悪くなり、食事が難しい終末期の患者にとって、救いの神がこれ。
ガリガリ君。
味が分かりやすくて美味しく、固いけどサッと溶けて口に含みやすい。患者さんも笑顔になる。
病院の売店に必ず置いておいて欲しい」

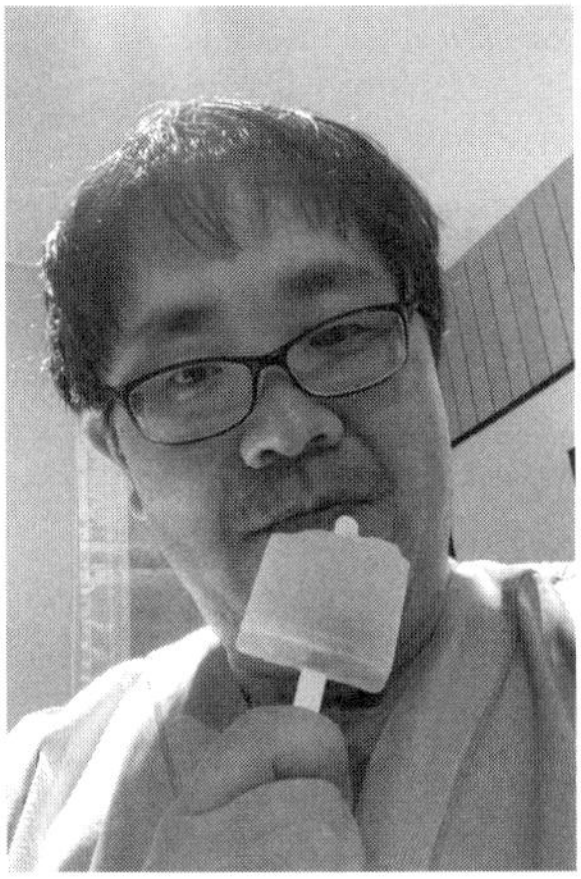
患者さんの救いの神「ガリガリ君」。喉が痛くてもひんやり美味しかった。

実はガリガリ君でなくても、口の中でサッと溶けやすく、口当たりのよいアイスであれば、なんでもよいのですが、その代表格がガリガリ君なのです。

「私の母も最期はガリガリ君でした」
「最期にアイスを食べさせたことを思い出しました」
「やっぱりアイスがよいのですね」
「ガリガリ君が良かったんだ、知らなかった〜」

ツイートにはこんな反響が多く寄せられました。きっと、大切なご家族との思い出などを思い出すきっかけになったのかもしれません。

そして、いま手術後で喉に痛みがある私にとって、おそらくガリガリ君が最適なのではないかと考えました。病室へ持ち帰り、15時のおやつにゆっくりと食べてみると、やっぱり大正解。

昨日の手術中は、全身麻酔のため気管にチューブがずっと入っていたはずです。その気管の違和感や痰《たん》からみが残り、そして喉の傷跡はなんとなくまだ火照っています。ガリガリ君がひんやりと、喉の奥にゆっくり溶けていく感覚が心地よい。

ガリガリ君は終末期の患者さんだけでなく、手術後の患者さんにとっても救いの神でした。

緩和ケア医の私が痛みを我慢していた

夕方になると、また痛みが出てきました。昼に飲んだロキソプロフェンの効果が切れてきたのでしょう。もし、手元に薬を置いておいたら、躊躇《ちゅうちょ》せずに飲んでいたはずです。ただ、いま飲むためにはナースコールを押さなければなりません。

ちょうど看護師さんたちが、日勤から夜勤へ交代する時間帯。いまナースコールするのは迷惑になるかもしれない。もう少しすると、夕食を配りに夜勤の看護師がやってくるにちがいない。そう思って、小1時間は我慢することにしてしまいました。スマホをいじったり、テレビを観るなどして気を紛らせます。

ようやく夕食のタイミングで、ロキソプロフェンをもらうことができました。看護師さんには我慢していた素振りを見せず、いちおうもらっておきますくらいの感じで薬を受け取った私。飲めばすぐに効いてきて、もっと早くもらえばよかったなぁと後悔する始末。気分もよくなって、食事も完食。昨夜はあまり眠れなかったこともあり、早めに床に入ることにしました。

今夜は身体も身軽になり、楽に眠れるはずでした。しかし、深夜になるにつれて、また傷跡の痛みが気になってきました。しかも、明らかに昼間の痛みより強く感じるのです。気を紛らすことができない夜の方が、より痛みを敏感に感じやすいのです。このとき、もう消灯時間は過ぎています。夜勤の看護師さんはナースコールしないと、だいぶあとの時間まで見回りには来ないでしょう。1時間くらい悩んだ末、このままでは眠れない。ナースコールを押すしかないと意を決したのです。

「廣橋さん、どうしました？」

「すみません、また痛くなってしまって……」

「あら、我慢しないでいいんですよ。いま薬を持ってきますすね」

ロキソプロフェンを飲んだあとは、スーッと痛みが楽になり、ようやくウトウト眠れるようになったのです。もっと早くナースコールすればよかったと後悔。

いつも患者さんに「痛みは我慢しないで、すぐ薬を飲みましょう」としつこく説明してきた私が、いざ患者になると我慢してしまっていたのです。「夜に眠れないくらいの痛みは、確実に緩和しなければならない」と若手医師に指導してきた私が、夜に痛みで眠れなくても我慢してしまっていたのです。患者の立場になって初めて、我慢してしまう患者の気持ちを理解することができました。

緩和ケア医が勧める痛みとの付き合い方

さすがに次の日から、痛み止めの使い方を改めました。看護師さんにも相談して、痛くなりだしたタイミングで早めにロキソプロフェンをもらいました。とくに夜には痛みが強くなる実感があったので、寝る前には前もってロキソプロフェンを飲むことにしました。この作戦は功を奏し、次の日の夜は快適に眠ることができたのです。

さて、ここで私が取り入れた痛みとの付き合い方について、もう少し詳しく紹介します。

まず、痛み止めは飲んでもすぐには効いてきません。薬の種類によって異なりますが、少なくとも30分は効いてこないでしょう。痛みを我慢してから飲んでも、効いてくるまでの間はさらに我慢が続くことになります。ですから、うまく痛みを和らげるためには、痛み始めに飲んでおく必要があるわけです。

患者さんが痛み止めをよいタイミングで使えない理由は、主に2つあると思っています。

まず1つ、これは日本人特有のものかもしれませんが、「痛みとは多少我慢すべきもの」「痛み止めは使わずに済めばその方がいい」と思っている人が多いことです。これは私自身が陥った、無意識に我慢してしまう性格もあるのかもしれませんが、やはり我慢はよくありません。痛みを我慢することで、睡眠や仕事などやりたいことに集中できなくなりますし、気持ちも落ち込みます。さっさと痛みを和らげて、時間を大切に使うべきです。

もう1つは、処方する医師の説明不足です。「痛いときに痛み止めを使いましょう」という説明だけでは、具体的にいつ使えばよいか分からないのは当然なことです。

私は患者さんに、いつ痛み止めを使うべきか分かりやすく説明するために、いつも痛みを火事にたとえてお話ししています。

火事が起こったら、誰だってすぐに水をかけますよね。きっとすぐ消防車を呼ぶでしょう。痛みは火事と同じです。火のように痛みも燃え広がって強くなるのに、なぜか痛みのときは水をかけるのを待ってしまう患者さんが多いのです。すぐに痛み止めを使えばいいのに。

このような説明です。ボヤが起きたらすぐ水をかけるように、痛みだしたらすぐに薬を飲んでよいことを強調します。

さらに一歩進んだ使い方も紹介します。予防で使用するという方法です。

これから痛くなることが予想されるときは、前もって痛くならないように飲んでおくという作戦です。痛み止めが効いてくるまで、飲んでから時間が多少かかります。痛みだしてからでも遅いのです。たとえばこれから食事をする、外出する、寝るといったタイミングで、痛くなりそうであれば先に飲んでおくとよいでしょう。私の場合は、喉の痛みなので食事の前、そして楽に眠れるように寝る前に飲む工夫をしていました。火事が起こりそうなときに、前もって水を撒《ま》いておくイメージです。

痛み止めの使い方ひとつで、だいぶ生活の質が変わってしまいます。痛みを我慢することは決してよいことではありません。我慢は美徳ではないのです。ぜひ、痛みで困っているすべての患者さんが、積極的な痛みの治療を行い、よりよい生活を過ごしていただけることを願っています。

「チラーヂンさん、よろしくお願いします」

翌朝から、私のもとへ新しい薬が届きました。チラージンです。甲状腺をすべて摘出したことで、私の身体は甲状腺ホルモンを一生作ることができなくなりました。なので、これを生涯補充する必要があるのです。

前もってこの覚悟はしていたので、これから生涯お世話になるチラージンとの出会いに、むしろ親しみさえ感じていました。届いたときは感慨深く、こう呟いていました。

「チラーヂンさん、よろしくお願いします」

今後、定期的な血液検査を受けながら、このチラーヂンの量を調整していくことになります。不足していると甲状腺機能低下症になり活気が落ちてしまいますし、量が多すぎると甲状腺機能亢進症《こうしんしょう》となり動悸《どうき》などの副作用が生じるはずです。

もし、この薬を飲めないでいると大変なことになってしまいます。まさに私にとっての生命線です。地震や火事といった天災が生じたときなど、チラーヂンが足りなくならないように気をつけなければなりません。

また、増えた薬はチラーヂンだけではありませんでした。採血の結果で分かったのですが、術後の合併症として予想されていた副甲状腺機能低下症になってしまったのです。これは手術に問題があったわけではなく、どうしても一定の確率で生じることは理解していました。おそらく数カ月のうちに回復するという説明も受けていました。

この副甲状腺機能低下症により、血液中のカルシウムという成分が不足してしまうので、これも補充する必要がありました。チラーヂンは小さい錠剤で、しかも1日1回で飲みやすかったのですが、カルシウムは細粒の薬で、口に残ってしまい飲みにくいことに閉口しました。しかもこちらは1日3回飲まなくてはなりません。

こうやって薬がいくつも増えた私は、また1つ患者さんらしくなったのでした。

ようやく退院の日、スタバで祝杯をあげる

杉谷先生から許可をもらい、5月16日火曜日に退院が決まりました。前日に短時間だけ奥さんが面会に来られることになり、着替えなどはあらかた持ち帰ってくれました。感動の再会……なんてあるわけもなく、あっさりしたものです。

退院当日の朝には、先生たちから傷跡のチェックを受けます。貼ってあるテープは、自然に剝がれるまではそのままにしておくとのことで、どうにも外見的には目立ってしまうのはあきらめました。

退院の準備が済んだあと、前から楽しみにしていた院内のスターバックスへ向かいました。入院中は我慢していたフラペチーノを病室へ持ち帰り、1人で祝杯をあげたのです。ガリガリ君と同じくひんやりと喉に優しい、けれどとても甘く背徳的な味が、身体に染み渡ります。やっと普通の生活に戻れる……そんな安堵《あんど》感もありました。

ナースステーションに挨拶をして、いよいよ1週間お世話になった病室ともお別れです。もう入院する必要がないとよいのですが、また何かあったら戻ってくるか

もしれません。病院の1階で奥さんと合流します。

「私は家に荷物持ち帰って片付けするけど、たけちゃんは病院行くの？」

「そりゃ、そうだよ。1週間も行かなかったから、様子見に行きたい」

退院当日くらい、家でゆっくり過ごすのが当たり前かもしれません。ただ、私は1週間も不在にしていた職場がどうしても気になっていました。病院を守ってくれていた同僚たちからは、なんの連絡もありません。きっと、うまくやってくれているにちがいありません。でも、もしかしたら気を遣って連絡しないでいるのかもしれません。このモヤモヤを解決したかったのと、病棟のスタッフたちに元気な自分の姿を見せたかったのです。

退院してもすぐ元通りの生活には戻れなかった

家へ向かうタクシーから途中で降ろしてもらい、昼過ぎに永寿総合病院に着きました。さっそく緩和ケア病棟へ顔を出します。

「先生、お帰りなさい」と喜んでくれる看護師もいましたが、川上さんのような経験豊富な看護師は「ほら、やっぱり来た」みたいに白い目で見てきます。外来に顔を出すと、青木さんがまた同じように「やっぱり来た」という反応をしてきます。

「先生。病院は他の先生たちがしっかりと診てくれていましたから、今日はよく休んでくださいね」

まるでだらしない兄をたしなめるように青木さんから言われた私は、スゴスゴと帰ることにしました。

それでも、病院を守ってくれていた先生たちから、大きな変わりがなかった報告を受け、すっかり安心したので、せっかくの平日休みだからと少し出かけることにしました。

向かったのはお茶の水。もう、このときには普通に外を歩けると思っていた私は、電車に乗って上野からお茶の水へ向かいます。着いたのは行きつけのラーメン屋でした。

「今日、退院したんですよ〜。食べたくて来ちゃいました」

顔見知りの店長に挨拶しながら、美味しいラーメンに舌鼓《したつづみ》を打ちます。ずっと健康的な病院食が続いていたので、このようなジャンクなラーメンが恋しかったのです。まるで、長い間海外に出かけていたような感覚と同じです。

ラーメンに満足した私は、ついで大きな書店巡りをしようと歩き出しました。しかし、書店まで着こうというときに、身体がクラクラするのを自覚しました。足が重くなって、思うようにスタスタ歩けないのです。距離としては１０００歩も歩いていないはずです。

このとき初めて、体力が落ちていることを実感しました。入院中は病院内の限られたスペースしか歩いておらず、だいぶ身体が弱ってしまったようです。これはまずい、休まないといけないと思い、その場でタクシーを拾って自宅へ戻りました。

退院したらすぐ元通りの生活ができると思っていた私は、前とは違う身体に愕然《がくぜん》としました。明日からの仕事復帰に、不安を感じないわけにはいきませんでした。

患者さんからの温かい言葉「俺と一緒だ、仲間」

翌日から仕事を再開する予定であった私は、いつもは20分くらい歩いて出勤していた道をタクシーで行くことにしました。体力が戻るまでしばらくは仕方ないと思いつつ、昨日の失敗をふまえて安全策をとったのです。

この日は朝から緩和ケア外来の診察でした。

「先生、本当に大丈夫ですか？」と青木さんも心配そうです。

「な〜に、外来では座って話すだけだから、問題ないはず」

やってみないことには分からないけれど、予約はいっぱい詰まっていました。

長く通院している再診の患者さんから診察が始まりました。やってみて分かったこととして、長く会話すると喉が疲れてしまい、うまく声が続かなくなってしまうのです。一呼吸おいて、ゆっくり会話すればいいのですが、以前のような感覚で会話ができない自分に戸惑いを感じました。

「ああ、やっぱり同じように働くのは無理なのかな」

　ショックを受けながら、診察を続けていきます。

　次の患者さんは、私と同じ頭頸部のがんで手術をしたことのある方でした。リンパ節に転移して、緩和ケアを目的に私の外来に通院されていたのです。患者さんと話している中で、彼は私の喉元を指して、こう言ったのです。

「俺と一緒だ、仲間」

　私は勤務中も、決して喉元の傷やテープを隠していませんでした。何かで覆うのもかえっておかしいし、悪いことをしたわけではないので、聞かれたら正直に答えようと思っていました。

「あはは、仲間ですね。そうなんですよ」

　そう言って2人で笑い合いました。仲間って思ってもらえて、とても嬉しかったのです。

　なにも落ち込むことはありません。同じような病気の方はいっぱいいます。自分なりにやっていければいいのです。仲間の存在が、気持ちを前向きにさせてくれたのです。

つんく♂さんはやっぱりすごいよ

ただ、声が長続きしない事実は変わりません。この日、ゆっくり過ごすことにした私は、自宅で夕食を終えてから、大好きなミュージシャンの曲を流して一緒に口ずさみます。

すると気づいたのです。歌が歌えなくなっていることに。高い声が出ず、そして声が続かないのです。入院前、4月に札幌で田上先生と一緒に熱唱した曲も歌えません。これには正直堪《こた》えました。決して歌うことが仕事ではないし、趣味というほどでもありません。ただ、ときおり仲間たちと集まったとき、2次会ではカラオケによく行っていましたし、上手くはなくても歌うのが好きでした。

「一生、歌えなかったらどうしよう……」

1人でいた私は、自然に涙が溢れてきてしまいました。

そんなときにふと思ったのが、つんく♂さんのこと。

あれだけ素敵な声だったつんく♂さんが声を失うなんて、どれだけつらかったのでしょう。それに比べれば、私の声なんて些細《ささい》なことでしかありません。「シングルベッド」を聞きながら、どんなにつらくても前へ進む勇気をもらいました。

それにしても、つんく♂さんはすごい人です。どれだけ多くの人たちに勇気や希望を与えているのでしょう。

「いまとなっては、あのときにカラオケに行っておいてよかった」

手術の壮行会のように、ススキノでカラオケに付き合ってくれた田上先生や仲間たちには感謝しかありません。すぐにではないけれど、またいつかみんなでカラオケに行ける日が来ることを信じて、前へ進むのみです。

またTwitterでも声の問題をツイートしたところ、甲状腺がんの体験者の方々から「私も同じでした」という声がいっぱい届きました。同じ苦しみを抱える体験者が、互いを支え合う活動のことをピアサポートと言います。この大切さは以前から知ってはいましたが、いざ自分が当事者となってみると、どれだけ大切なことか、どれだけ力になるものか、初めて感じることができました。多くの方の支えに感謝しかありません。

この先の人生、がんとうまく付き合っていく

私がTwitterで病気を公表するとき、少しだけ迷ったのは私が担当している患者さんへの影響でした。実際、患者さんの中には、私のTwitterをフォローしてくださっている方も少なくありません。体調の万全ではない私が診療することを、患者さんやご家族が不安に感じてしまうのではないかと考えたのです。しかし、そのような心配は杞憂《きゆう》に終わりました。

「先生、ビックリしました。でも、ずっと応援していました」
多くの患者さんから、そう声をかけられました。
「あはは、心配かけてすみません。もう元気に復帰しましたから大丈夫ですよ」

ただ、そういった患者さんたちとの会話で、これまでと変わったことが1つありました。もともと私が診療している患者さんたちは、がんが治らず、一生がんと付き合っていかなければならない方ばかりです。

「国民の2人に1人ががん患者だから」

「がんとうまく付き合っていけたら」

患者さんたちが自分自身に言い聞かせるように呟くセリフが、私自身にも向けられていることを感じたのです。これまでそういった言葉は、あくまで患者さんたちが勇気を持つための言葉でした。しかし、いまこのタイミングで使われる会話には、私も主語として含まれていたのです。

「そうですよね」

返す私の言葉に力がこもりました。

「一緒にうまく付き合っていきましょう」

患者さんだけでなく、私も力をもらったのです。

働きながら薬を忘れず飲むのは難しい

退院するときに約3週間分の薬をいただいてきました。飲まなければならない薬はチラーヂンに加え、副甲状腺機能低下症に対するカルシウム製剤などがありました。心配だったのが、これらの薬の飲み忘れです。とくに甲状腺ホルモンが足りなくなると、大変なことになってしまうからと不安に感じていました。

しかし、退院して1週間。さっそく、朝に飲む予定だったチラーヂンを忘れていたことに気がつきました。急いで昼過ぎに飲んだのですが自己嫌悪。もともと仕事が忙しいと、自分の薬のことなど二の次になってしまう性格でした。

さすがにマズいと思い、まず薬を間違えないよう100均で買ってきたボックスで管理することにしました。それから、いろいろな方から勧められたスケジュール管理アプリをスマートフォンにダウンロードしました。朝の決められた時間になったら、薬を飲みましたかとアラートを鳴らしてくれるのです。出勤前には必ずスマートフォンを見ますから、これで飲み忘れることはなくなるはずです。

ただ、それでも困ったのがカルシウムでした。他の薬は1日1回朝だけの内服だったのですが、カルシウムだけ1日3回の内服だったのです。カルシウムが足りなくなると、テタニーと呼ばれるしびれの症状が出現してしまいます。

朝はチラーヂンと一緒に飲むから忘れないし、夜に帰ったあともおそらくどこかで飲むことはできますが、問題は昼でした。忙しい医師はお昼休みをとれないことが少なくなく、昼の薬がどうしても抜けてしまうのです。結局、その後も何度も飲み忘れを繰り返してしまったのは、言い逃れできない事実です。

緩和ケア外来の合間に青木さんとの会話の中で、「いやー、またカルシウム飲み忘れちゃって」と軽い感じで話した途端、「ちょっと先生、大切な薬なんですから、絶対ダメですよ」と怒られてしまう始末。心配してくれていることに感謝なのだけれど……。

でも、実際のところ働きながらの患者さんにとって、1日3回や4回飲んでもらうのは相当大変なことです。もちろん飲み忘れないように心がけるのは大切なことですが、飲む回数が患者さんにとって負担になっている事実も忘れてはなりません。私が診療している患者さんの中には、仕事をしながら通われている方も多くいらっしゃいますが、そういった方の処方には薬を飲む回数を気にするように心がけています。

患者を体験してから初めての講演

退院して10日間が過ぎた金曜日。私は新幹線に乗って神戸に向かいました。講演のための日帰り出張でした。神戸で緩和ケアを専門に持つ薬剤師の学会が開催されており、その教育セミナーに呼んでくださったのです。

この講演は、私の病気が発覚する前から依頼いただいていたものでした。さすがに発覚後に依頼されていたら、退院したばかりだからと断っていたかもしれません。ですが、かなり前から頼んでくださっていたので、あとからお断りするのも申し訳なく、またなんとかなるだろうと楽観的な気持ちで神戸に向かいました。

会場は数百人が収容できる大きなホール。もちろんマイクは使えるものの、約1時間話し続けます。私の声はもつだろうか心配でした。こうなったら、最初に言い訳をしてしまおうと思って、こう切り出しました。

「ご存じの先生もいるかもしれませんが、実は2週間前の今日、甲状腺がんの手術を受けました。もう元気に復帰していますが、まだ喉が本調子ではありません。途中でお聞き苦しいこと、飲み物を飲ませていただくことがあるかもしれませんが、どうかお許しください」

集まっているのは緩和ケアを専門に学ぶ薬剤師たち。そんな病み上がりが講演するなみたいな冷たい空気にはならず、温かい目で見守ってくださいました。

講演のテーマは「患者の生活を支える医療用麻薬の使い分け」でした。私が入院中や退院してから感じた痛みの治療について、自分自身のエピソードもふんだんに盛り込んでお話ししました。患者さんに「痛いときに飲みましょう」と言っても、いつ飲めばいいか分からないこと。そもそも患者さんは、ナースコールを押すのですら我慢してしまうこと。やはり、自分の身で体験していると解説にも熱がこもります。

講演が終わってから、旧知の薬剤師たちが集まってくれました。みんな心配していてくれたようです。

「体験していると、やっぱり講演でも伝わり方が全然違いますね！」

と言ってくれたのは、私にとって最大の褒め言葉でした。

これからも緩和ケアを広めるために、さまざまな場で教育や講演活動をしていくことになるでしょう。そんな中で、今回の患者体験が自分にとって新しい扉を開くきっかけとなったのは、間違いありません。

「体調が悪いときは、無理せず休もう」

仕事復帰の翌日からは、往診も再開していました。往診は車で回るとはいえ、それなりに外を歩きます。しかも、前の週は入院中で往診をスキップしていたので、回らなければならない患者さんの数はそれなりに多かったのです。

思えば「退院してすぐ仕事に復帰して、患者さんたちと関わる」という姿に高揚していたのかもしれません。仕事はなんとかやり終えましたが、帰宅したらすぐに寝てしまう、そんな生活が続きました。そして、神戸への日帰り講演。

さすがに私の身体も悲鳴をあげました。翌週には喉の調子がさらに悪くなり、明らかに疲労が蓄積しているのを感じました。

そこで緩和ケア外来の予約が空いている日を狙《ねら》って、同僚の先生に甘えて2日間だけお休みをいただくことにしました。この日は外にも出かけず、自宅でゆっくり過ごすことにしたのです。


「ああ、こんなはずではなかったのに……」

「やっぱり退院してすぐ働くのは無理があったのかな」

「うまくやっていけるはずが負けてしまった」

そんな後悔が頭をよぎります。


入院前から決めていた通り、このときすでに夜間や週末の対応は、当番や当直の先生にお任せしていました。以前はいつでも呼び出しがあるかもしれないという緊張感が24時間続いていたのに、いまは呼ばれないという心の平穏の大切さを身に沁みて感じていました。


「もう、無理にがんばらないって決めたんだから、ゆっくりやればいい」

「体調が悪いときは、無理せず休もう」

そう思うと、心も楽になりました。負けではありません。

2日間の休みをいただいたあとも、仕事に余裕があるときは早退させてもらうことにしました。周りにも多くの配慮をしていただきながら、体調を崩さないように自分のペースでゆっくりやっていけばいいのです。

数十年と続く甲状腺がんとの付き合い

退院して3週間、退院後初回の杉谷先生の診察の日。この日は半日お休みをいただいて、日本医科大学附属病院を奥さんと訪れました。

「退院してからいかがですか?」

「いきなり仕事復帰は大変でしたが、少し休みを入れながらなんとかやっています」

「先生はなかなか休めませんものね。無理しないでやってください」

傷跡をチェックしていただき、無事にテープをすべて剝がしてもらうことができました。傷を覆っていたテープがなくなると、メスで切った跡がくっきりと分かります。でも、さすが杉谷先生。首のシワに沿って切ってあるので、傷跡が極力目立たないような工夫が分かります。

手術で切除した甲状腺やリンパ節の検査結果も教えてくださいました。やはり、気管周囲のリンパ節には転移しており、事前の的確な診断でしっかり切除してくださったことに感謝しました。

採血の結果、チラーヂンはもう少し増やした方がいいということになりました。甲状腺ホルモンがまだ足りなかったのです。疲れやすさは、このあたりも影響していたのかもしれません。杉谷先生によると、チラーヂンの必要量は体格や持ち合わせた体力などによっても異なるそうで、私はやや多く必要かもしれないとのことでした。今後も定期的に検査を受けていく必要があります。

「甲状腺がんは長い経過の病気です。だいぶあとから再発してくることがあるので、数十年という付き合いになると思ってください」

「そうですよね。これから、長くお付き合いよろしくお願いします」

そのような会話で、この日の診察を終えました。

進行がゆっくりである甲状腺乳頭がんですから、急に最悪の事態になる可能性は少ないかもしれません。でも、いつか頸部のリンパ節や肺、そういった部位に病気が広がっていかないか……、そんな不安と数十年という長い間付き合っていく必要があります。チラーヂンは一生涯飲み続けなくてはなりません。

「がんは治った」と言い切れるときは来ないかもしれませんが、残りの人生、うまくがんと付き合いながら、自分らしく生きていこうと決意した日となりました。

40代からは「健康Ver.2.0」へシフトしよう

思えば、ずっと無理しすぎてきたのかもしれません。医師という仕事にやりがいを感じ、患者さんの役に立てることが嬉しくて、24時間働くことを当たり前と考えていました。

でも、私も1人の人間です。いろいろな無理がたたって、このような病気を患ってしまいました。退院してからも前の悪い癖が消え切れず、また無理をしてしまいました。この失敗はもう繰り返してはいけません。

もともと、緩和ケアで診療しているがん患者さんとは、日々の生活について語ることが多くありました。患者さんたちは、病気の進行で痛みなどの症状があり、体力が落ちてやりたいことが思うようにはできないこともあります。

どうしても患者さんたちは、前に健康だったときの自身と比較して、違う自分に落ち込みます。そのようなとき、私は患者さんに健康の考え方を変えるという話をしています。

「病気がよいか、悪いか」ではなく、「どれだけ自分らしい生活ができているか」を中心に考えてみませんかと投げかけます。「身体のこと」から「うまく生活する」という視点への切り替えです。

活動的にがんばることだけがすべてではありません。身体は思うようにはいかなくても、つらさを和らげて、自分がうまく生活できているという実感があれば、たとえ寝たきりの患者さんであっても「私が病人だっていうことを忘れてしまうくらい元気です」と笑顔になってくれるのです。

緩和ケアの現場で患者さんたちと行ってきた健康の定義の切り替えは、私自身にとっても同じく必要だと気づきました。

20代、30代ならば多少の無理をして、いろいろなことをがんばるのもよいかもしれません。でも40代になると、若いときとは違う自分に気がつきます。無理をして倒れてしまう人もいます。もう若いときの健康の考え方とは変えた方がよいのです。

私は今回の体験をきっかけに、人生との向き合い方を大きく変えることにしました。がんばるだけの人生から、生活の質を重視する人生に変えたのです。もともと緩和ケアはＱＯＬを改善する取り組みです。がんばりすぎて病気になってしまった緩和ケア医だからこそ皆さんに伝えられる、緩和ケアの視点を大切にした生き方です。

できるだけ元気にがんばるという一般的な健康観を改めて、緩和ケアの考え方を取り入れた健康Ver.2.0とも言えるもの。ぜひこの新しい健康の定義（健康Ver.2.0）を、40代以降のすべての方に知ってもらい、世の中から我慢や無理をなくし、よりよいと思える人生を最期の日まで過ごしてほしいのです。

次章からは、この健康Ver.2.0とはどのようなものか、どうすれば健康になれるのか、より具体的に解説していきます。この新しい健康の定義であれば、誰だって人生の最期まで健康でいられるのです。

第4章

がんになった緩和ケア医が考える健康Ver.2.0

これまでの「健康Ver.1.0」の定義とは

若いときの私は、自分が健康であることに疑いを持ちませんでした。勉強やスポーツに励み、やりたい仕事につき、夢を追って行きたい場所へ行き、疲れ知らずで充実した日々を過ごしてきました。家族との時間、友人との付き合い、そして恋愛まで、さまざまな人との繋がりがとても刺激的でした。

WHO（世界保健機関）憲章では、健康についてこのように定められています。

「健康とは、病気ではないとか、弱っていないということではなく、肉体的にも、精神的にも、そして社会的にも、すべてが満たされた状態にあること」

この定義に当てはめると、当時の私は健康そのもの。肉体的にも、精神的にも、そして社会的にも満たされた状態でした。

もちろん、すべてがうまくいっていたわけではありません。受験や仕事などで失敗もあれば、夢が叶わないこともありました。でも、うまくいかなくても、やり続けることができました。がんばり続けることができました。しかし、年を重ねていく中で、続けていく難しさを実感しました。

無理がたたって早くに逝ってしまった仲間

私の昔からの友人、先輩や後輩、仕事の同僚といった中には、早くに病などで倒れてしまった仲間たちがいました。

「はじめに」で紹介した大学時代の友人である坂本くん。麻酔科医として活躍してきた彼でしたが、自らの健康を顧みず、胃がんのために帰らぬ人になってしまいました。彼は、仕事や周囲のことを優先してがんばり続け、受診が遅れたことを悔いていました。

学生時代から優秀な成績で、卒業後は一流企業に勤め、全国を飛び回る生活をしていた旧友の田中くん。仕事もうまくいき、結婚もして子供も生まれ、周囲からは順風満帆な人生と思われてきた彼でしたが、ある日、出先で突然倒れてしまいました。脳梗塞でした。充実した生活だけれど、疲れがたまりやすいことなどを呟いていた矢先の出来事でした。

他にも40歳を境にして、急に倒れてしまう人、中には突然亡くなってしまう人、命の問題にはならなくともメンタルが病んでしまう人など、皆さんの周りにもいらっしゃるのではないでしょうか。

今回、甲状腺がんになってしまった私。そして、同じようにさまざまな病などで倒れてしまった彼ら。皆、肉体的にも、精神的にも、そして社会的にも満たされるべく、すなわち健康Ver.1.0の定義を追い続けてきたことで、無理がたたってしまったのではないでしょうか。

医師として大切にしてきたことをあきらめた

今回、甲状腺がんの治療を受けたことで、さすがにこれまでの自分の生き方に限界を迎えたことを実感しました。

これまでは医師として、24時間365日、患者さんのために働くことをモットーにして、動ける限りいつでも動いてきました。入院患者さんの急変、救急受診、自宅への往診。夜間だろうが、週末だろうが、求められれば駆けつけました。これが医師として、当たり前の姿だと思っていましたし、自分自身のアイデンティティでもありました。

他にもやりたいことをいっぱいやってきました。たとえば、自分にとって大切な仕事である緩和ケアについて、世間の人たちにもっと認知してもらおうと、さまざまな活動に関わってきました。週末の時間をつぶし、多くのイベントに参加し、夜には寝ずに作業することもありました。そして、何よりも欠かせなかった家族との時間。遊びに出かける時間を作り、子供の勉強を見て、中学受験は一緒になってやり遂げました。

ただ、すべてをがんばり続けることは、もう限界でした。今回の病気は身体自らが発した危険信号だったのかもしれません。完全に倒れる手前で気づくことができたのは、まだ幸いなことでした。

今回のがん治療後から、私は病院からの夜間や週末の呼び出しを、極力なしにしてもらうことにしました。患者さんが亡くなったとき、できれば最期に立ち会いたいと思ってこれまでやってきました。ただ、毎年200人近くの方が亡くなるのです。私自身のことを考えると、もう限界でした。

正直言って、この私が医師として大切にしてきたことをあきらめるのは、かなりつらい決断でした。患者さんに求められているのに、応えられないのは残念でなりません。ただ、私自身が倒れてしまっては、これから1人でも多くの患者さんたちに貢献することができません。そう思っての苦渋の決断となりました。

理想の医師でない自分を赦すことができた

ただ、この私の決断は、想像以上に身体と精神を楽にしてくれました。夜に呼び出されなくていいという心の余裕から、リラックスして休むことができるようになったのです。誰かのためにがんばり続ける時間ばかりだったのが、自分のための時間を作ることができるようになりました。

いまの私の姿は、かつて追い求めて理想としてきた医師の姿とは違ってしまったかもしれません。でも、私自身が健康でなければ、患者さんのケアを続けることはできません。

亀田総合病院で私に緩和ケアの指導をしてくださった関根龍一先生の言葉を思い出しました。

「私たち自身のセルフケアができていなければ、つらい患者さんのケアはできません」

私自身がつらく、健康でない状況のときに、つらい患者さんの緩和ケアができるわけがない。本当にその通りなのです。

ここまで心の葛藤はありました。でも、決めたのです。私自身と患者さんたちのために、これまでがんばり続けてきた過去の私に別れを告げ、医師としては理想ではないかもしれないいまの私を赦すことができました。

緩和ケアでは患者の健康の定義を変えている

普段、私はがん治療が難しくなってきた患者さんと多く関わっています。彼らは、病気の進行により、前よりも疲れやすくなり、以前はできていたことが難しくなってしまいます。仕事に行けなくなり、自宅でこなしてきた家事が完璧にはできなくなります。

できていたことができなくなるというのは、とてもつらいことです。以前の健康であった自分とのギャップに苦しみます。

このようなとき、私は患者さんに健康の定義を変えるように話をします。「病気が治る、治らない」や「できる、できない」で健康かを決めるのではなく、「どれだけ自分らしく、よく生活できているか」「幸せを感じられているか」ということに焦点を当てるように仕向けます。よい生活というのは、もう少し分かりやすく言うと、心地よく意味のある生活という言葉になるでしょうか。

たとえば、55歳で直腸がんになってしまった大野さんという患者さん。彼女はこれまで教師としてバリバリ働き、食べたいものを食べて、エネルギッシュな人生を送ってきました。しかし、治療の甲斐なく、腸閉塞になってしまい、強い腹痛で緩和ケアを受けるべく私のもとを訪れました。

モルヒネを使用して痛みは和らぎましたが、残念ながら腸はもう完全に詰まっており、二度と食べることはできない病状でした。でも、彼女は自分らしく生活することを選びました。詰まったものを出すために鼻から胃に向けてのチューブが留置され、24時間点滴を受けながら自宅での生活。

周囲から見れば、かなり厳しい病状です。それでも、彼女は自分の慣れ親しんだ生活スペースで、大好きな人たちと一緒に、心穏やかに過ごすことができました。毎回、診察のときに彼女はこう言いました。

「先生、私は病気だってことを忘れられるくらい、普通に過ごせていて幸せです」

もちろん、痛みなど身体のつらさの緩和は大前提です。でも、それだけではなく、自分らしく生活できているという実感こそが、彼女にとって最も大切な緩和ケアなのでした。

がん患者にいつも話している体力温存療法

大野さんほどの病状ではなくても、通院しながら体力の低下を実感されるがん患者さんは多くいます。長く続く抗がん剤治療や病気の進行により、身体は疲れやすくなり、自宅でも寝ていることが多くなります。そういった患者さんたちに、私はいつも体力温存療法について話をしています。

若いときと比べると、年を重ねて、病気をすることで体力は低下していくものです。これは避けられない事実です。なので、若いときと同じような感覚で活動し続けると、体力がもたなくなり、身体は悲鳴をあげてしまいます。ですから、限られた体力を24時間の中でうまく使うようにするにはどうしたらよいか、考える必要があるのです。

ここで提案するのが体力温存療法です。

たとえば1日中パワフルに活動するのが難しいのであれば、1日のうち半日はあらかじめ休息に充てると決めます。午前中はやりたいことをやって、その代わりに午後はお昼寝すると決める。その逆で、午前中は休息して、午後から活動するでもよいでしょう。がんばる時間を限定して、それ以外の時間は体力を温存し、回復に努めるのです。

これは、赤ちゃんにたとえて考えてみると分かりやすいです。赤ちゃんはまだ体力がないので、お昼寝をいっぱいしなくてはなりません。動くときは動くけれど、赤ちゃんにとってお昼寝も大切な仕事です。同じように体力がなくなってきた患者さんにとっても、お昼寝は大切なのです。

ここまで1日の中での体力温存を提案してきましたが、これは数日間という長めの時間軸で考えても同じことが言えます。たとえば、週末にはちょっとがんばって旅行に出かけるのであれば、その前後の数日は予定を入れずに休息に充てればよいのです。

自分もこれまでの健康の定義を見直そう

さて、この生活の質に焦点を当てる緩和ケアの考え方は、これまでがんばりすぎて病気になってしまった私にも当てはまるのではないかと考えました。

肉体的にも、精神的にも、そして社会的にも、すべてが満たされる状況を目指す健康Ver.1.0は、もうこれからの私には適していないことは明らかです。がんばり続けても、どこかで綻《ほころ》びができて、また倒れてしまいます。満たされない状況の自分に、気持ちもつらくなるでしょう。

緩和ケアと同じように、私は自分の生活の質に焦点を当てることにしました。その1つが、先に紹介した医師として24時間がんばり続けるのをやめることです。体力温存療法とも同じことですが、意識して休息する時間を決めることで、身体だけでなく、精神的にもだいぶ楽になりました。また、それ以外でも食事や運動、家族との時間など、生活の質を重視した考え方を多く取り入れることにしました。

では、ここから健康Ver.2.0の考え方について、私が具体的にどのようにしていったかを含めて紹介していきます。

健康Ver.2.0とは生活の質を最大化する心身のバランス

すべてが満たされる状況を目指すかつての健康とは異なり、健康Ver.2.0は緩和ケア的な生き方、すなわち生活全体の質を高め、幸福を追求する生き方です。

では、健康Ver.2.0が達成されるためには、何が必要なのでしょうか。

ここでは以下の5つの要件を紹介します。

①痛みやつらさが緩和されている
②時間やエネルギーを有効活用する
③やりたいことや生きる目的など自分自身を知る
④気持ちを共有できる人との繋がりがある
⑤自らの意思で選択し、自らを赦す

これらはバランスよく達成される必要があります。身体だけが健康であっても、心が疲れていれば真の健康とは言えません。同じように心が満足していても身体が疲弊していたら、よりよい生活の質は得られません。健康Ver.2.0では、心と身体の両方の最適なバランスを保つことが重要です。

では、ここから、健康Ver.2.0が達成されるための5つの要件について、具体的に説明していきます。

必要な要件①「痛みやつらさが緩和されている」

緩和ケアの基本中の基本ですが、人は痛みなど不快な症状があると、その他の健康に関する要件に集中することが難しくなります。こういったつらさの緩和は、健康Ver.2.0を達成するための前提となります。

私のがん治療の体験でも、ここまで繰り返し紹介してきましたが、痛みは我慢せず、薬の使用を我慢しないことは何より大切です。

できればつらさの緩和ケアに理解のある医療者に、すぐアプローチできるようになっているとよいでしょう。いまは重い病気でないとしても、もしそうなったときにつらさをしっかり和らげてくれるような、緩和ケアの心得のある医療者が近くにいるとよいですね。

また、体調変化時の病院受診は、何よりも最優先してください。たとえば身体のどこかに新しい痛みが出てきたとき、その痛みを我慢して放っておくのは得策ではありません。痛みを我慢していること自体が健康によくないですし、仮にがんなどの重い病気の発見が遅くなってしまうと、早期発見に比べて身体のつらさはより大きくなってしまうでしょう。

同じように定期的な健康診断も大切です。重い病気の早期発見には欠かせません。ここで1つ注意してほしいのが、いわゆる行政や職場から案内される健康診断だけではおそらく不十分だということです。内容としては、ほとんどが生活習慣病を見つけるためのものであり、年齢によっては一部のがん検診も含みますが、すべてのがんを網羅して見つけられるものではありません。

私の甲状腺がんも、いわゆるオプションで依頼した超音波検査で偶然発見されたものです。この選択をしていなかったら、発見がさらに遅れて転移が広がるなど大変なことになっていたはずです。

細かくどの検査をすべきかについては、人によって異なりますが、自費であっても体幹部のCTや頭部MRI、超音波、内視鏡などの検査は1～2年おきにすべきです。ここの投資を惜しむことで、あとになって身体がつらくなってしまうことは避けなくてはなりません。

必要な要件②「時間やエネルギーを有効活用する」

先ほど紹介した、緩和ケアを受けている患者さんが行っている体力温存療法の考え方です。私自身が夜は病院からの呼び出しに応えず、休息に充てることにしたこともこちらに含まれるでしょう。

まず、40歳にもなった私たちは、時間やエネルギーが限られていることを認める必要があります。まるで時間もエネルギーも無限に感じられた若いときとは異なるのです。いま、どれくらいの時間やエネルギーが残っているかは人によって異なります。どれくらいの休息をとらないと次の日に影響が出るかを考えながら、自らのエネルギーレベルを見積もってみてください。

ただ、この時間やエネルギーの限界については、実は昔からある言葉で語られてきました。

それが、よく使われる「無理しないでね」という声かけです。疲れている家族や同僚などに「無理しないでね」と、声をかけることが多いと思うのです。

おそらくこの「無理しないでね」は、がんばりすぎず、体調に気をつけて、休みもとりましょう、といった意味合いが含まれるものです。ただ、この声かけだけでは漠然としすぎていて、実際の行動に移すことは難しいでしょう。時間やエネルギーを有効活用できるようにするためには、この「無理しないでね」をより具体的なものに変える必要があるのです。

たとえば私のことで言えば、以前からさんざん「無理しないでね」とは言われ続けてきました。でも、結果的には無理してきたのです。それを、今回の体験をきっかけに、夜に病院の仕事はせずに休むと決めました。

また、体力温存療法を提案したがん患者さんで言えば、午前は昼寝の時間にして、行動するのは午後だけにすると決めればよいのです。

このように「この時間帯は休む。○○はしないと決める」と具体的な言葉にすることで、それを行動に移せるのです。

必要な要件③
「やりたいことや生きる目的など自分自身を知る」

若いときは時間やエネルギーが無限に感じられて、やりたいことを浮かんできた順に次から次へとやっていきます。一方で、すぐにできないことは、またいずれやればいいと思って後回しにもしてきました。

しかし、年を重ねてきて、時間やエネルギーは限りあるものと知ることになります。いつ、がんなどの重い病気になって、突然終わりを迎えてしまうかも分かりませんし、突然でなくても終着駅が具体的に見えてきてしまうかもしれません。

先の要件②で時間やエネルギーの有効活用を考えたら、次は、何を優先してすべきかを決めていく必要があります。そのためには、自分のやりたいこと、生きる目的など、自分自身を知らなくてはいけません。

自分自身の生きる目的については、これまでの人生を振り返り、これから何を大切に生きていきたいか考えるというなかなか難しいミッションで、簡単にできるものではありません。でも、その前にすぐ取り掛かれるものとして、自分が死ぬまでにやりたいことを常に10個リストアップしておくことをお勧めします。


これをしないで死んだら後悔するな……というものを10個考えてみてください。

たとえば、私で言えば、

「奥さんとフランス料理のフルコースディナーに行く」

という比較的簡単そうなものから、

「ソロキャンプしてカレーを作る」

といった、少しだけ思いきりが必要なもの、

「アーリーリタイヤして世界一周する」

といった、叶うか分からないものまであります。


こうやって具体的にリストアップしてみると、なんとか時間やエネルギーを割いて、1つずつ達成してみたくなります。達成できたらリストから削除して、また新しい1つを追加するのです。私のリストにあった「がんを治して、その体験を本にする」というやりたいことは、この本のおかげで無事に達成することができました。

このやりたいことについては、自分自身が何かをすることだけではありません。年を重ねると、他人の力になれることを喜べるようになるものです。この本が、がん患者さんはもとより、これから年をとっていくすべての人の生き方の役に立てるのであれば、これ以上の幸せはありません。

必要な要件④
「気持ちを共有できる人との繋がりがある」

人間は社会的な生き物であり、1人では生きていけません。他人との関係は、心の平穏や生活の質に深く関わります。とくに信頼できる人と気持ちを共有できることは、幸福度に大きな影響を及ぼします。

緩和ケアで診療する患者さんの中でも、ご家族がなんらかの理由で誰もおらず、ずっと孤独を感じて生きてこられた方もいます。この場合、自分の生涯を悲観的に感じてしまい、気持ちの問題だけでなく、身体を含めたつらさ全体を和らげることが難しくなります。

一方で、そういった方が緩和ケア病棟に入院され、スタッフから手厚いケアを受けることで、人との温かい関わりに幸せを感じ、それからは穏やかに過ごされるという方もいらっしゃいます。それくらい人との関わりには大きな意味があるのです。

私にとっては、治療を応援してくれた家族、緩和ケアの仲間たちの存在は、何よりの支えとなりました。術後、思うように声が出せず、カラオケには二度と行けないのではないかと悲しんだ私に、リハビリのため2人きりでカラオケに行こうと声をかけてくれた友達は何人もいます。

普段、一緒にいなくても、いまはSNSなどのオンラインでも繋がりを感じることができます。Facebookや Twitterを通じて、私を応援してくれた仲間や友人たち。Twitterでは、同じがん体験をされてきた方々からの声も多く寄せられました。そういった繋がり、気持ちが私の健康に大きな影響を与えてくれました。

そして、もちろんオンライン上の繋がりだけではありません。年を重ねていくと、身近で大切な人たちとの繋がりは、幸せという意味でその価値はより大きく感じられます。

若いときは、たとえば飲み会などで大勢の人たちと浅い付き合いをしてきたかもしれないけれど、年を重ねてからは、しっぽり少数の大切な人たちとの会食の方に価値を感じるでしょう。職場の大きな忘年会よりも、自宅に帰って大切な家族との楽しい晩酌の方がいいでしょう。

こういった人との繋がりこそが、自らの幸福度を高めてくれます。また、どんなにつらいことがあったとしても、自分のことを分かってくれる人の存在は、大きな支えになるのは間違いありません。

必要な要件⑤「自らの意思で選択し、自らを赦す」

人生は選択の連続です。自らの人生に対する責任を持ち、自らの意思で選択できることは、生活の質や幸福度を高める上でとても重要です。その結果、自らにとってより意味があって、満足感が得られる生活ができるでしょう。

健康に関して言うと、年をとってくると健康診断の結果で完璧を求めることは難しくなります。何か問題がある結果であったとしても、そこに至る選択や努力をしてきた自分を認めてあげましょう。人の気持ちや決意は揺らぎます。そんな自分を受け入れ、生活の質を落とさないでできる新たな選択をすればよいのです。

逆に、誰かから押し付けられた選択は、うまく受け入れられないでしょう。自分で決めるから、その結果を受け入れられるのです。

私は甲状腺がんになる前から、自分の健康を考えて、たびたびダイエットに挑戦してきました。しかし、いつ病院に呼ばれてもおかしくない生活を言い訳に、深夜にラーメンを食べてしまうなどの不摂生をしてきたため、よい結果を出せませんでした。

当時は、うまく痩せられない自分に対して自己嫌悪に近い感情を持っていましたが、そのような私を赦し、受け入れることにしたのです。そもそも24時間休まらない生活をしてきた私にダイエットなど無謀でした……。むしろ、これ以上ダイエットもがんばりすぎてしまったら倒れていたかもしれません。

今回、健康Ver.2.0にシフトすることを受け入れた私は、生活の質を落とさない形でダイエットにまた挑戦することを決めました。夜間に心のゆとりを持てるようになったいまなら、その時間帯に食べすぎてしまうことはなくなるかもしれません。でも、人との繋がりも健康のために大切なことですから、週に1回くらいはダイエットを緩めて、家族や友人たちと美味しいものを食べて過ごします。

うまくいかないこともあるかもしれませんが、そのような私を赦すことにします。心の変動や揺らぎを受け入れ、また次のステップへ進めばよいのです。変化を受け入れ、また新しくチャレンジする私を赦します。

まずは健康Ver.2.0へシフトする自分を赦さなければなりません。私自身、そこには強い葛藤がありました。医師として大切にしていた価値観を捨てる決断だったからです。でも、私の生活の質を高めることは、患者さんのケアにも意味があると思えたいまだから、そんな私を赦すことができました。

今度は皆さんの番です。

新しい健康の考え方、健康Ver.2.0にシフトする皆さんを赦してあげてください。

無理にがんばらなくてもいいのです。

第5章

病気を持ちながら健康Ver.2.0で過ごす人へ「10のメッセージ」

1　命に関わる病は誰にでも突然やってくる

日常生活は当たり前のように過ぎ去っていきます。毎日の仕事、家族や友人とのコミュニケーション、新しい趣味への挑戦、季節の移り変わり……、世界ではさまざまなニュースが駆け巡ります。その中で、時折耳にするのは著名人の突然の病気のニュース。「まさか自分には……」と他人事《ひとごと》のように感じるかもしれませんが、命に関わる病気は、いつ誰にでも訪れる可能性があります。

40歳を迎えると、身体の変化を日々実感します。それまでの若さがだんだんと過去のものとなり、健康に対する考え方やライフスタイルの見直しが求められます。しかし、適切な生活習慣を持っていたとしても、病気のリスクを完全に避けることはできません。

たとえば、45歳の高木さん。彼女は夫と子育てをしながら、ライターとしても活動しています。健康的な食生活を心がけ、毎日運動を欠かさず、ストレスがたまらないよう工夫して生活していました。しかしある日、がん検診の結果、予期せぬ乳がんであることが明らかになりました。

「なぜ私が……」と驚きと不安が高木さんを襲いましたが、先に紹介した「がん情報サービス」で正しい情報を得て、信頼できる主治医と出会いました。健康Ver.2.0は、病気の有無だけが健康を示す指針ではありません。高木さんは乳がんとともに、生活の質を維持しながら過ごすことができるでしょう。

命に関わる病気は、いつ誰にでも訪れる可能性があります。病気になった衝撃は大きいですが、健康をあきらめる必要はありません。その瞬間から、健康Ver.2.0での新しい生き方を始めればよいのです。

病気をきっかけに、自身の身体や心について深く理解し、日常の生活の質を高める新しい挑戦により、大きなものが得られるはずです。命に関わる病気との出会いは、生活の質や価値観を見直すきっかけとなり、健康Ver.2.0は豊かな人生を築く手助けをしてくれます。

2 いざというときに助けてくれる「もしバナ」

人生には予測不能な出来事が多く起こります。そうしたときに備えて「もしも」と考え、あらかじめ自分の考えを整理して、大切な人たちとも話しておくことは大変重要です。これを「もしバナ」と呼びます。その中で最たる話が、急に生死をさまよう事態になったら……ということが挙げられます。

私の父はある日、散歩の途中に突然倒れ、そのまま集中治療室に搬送されましたが、帰らぬ人となりました。脳血管などに病変が生じたのだと思われます。

実はその少し前のお正月に家族で集まったとき、両親から次のような話がありました。

「もし、私たちに命に関わる何かが生じたとき、延命治療は希望しない。機械や点滴などに繋がれてただ生きていることは希望しない」

そのときの私は「分かった、分かった」と、そこまで重く受け止めず、軽く流して終わりにしました。しかし、このときの会話が、あとで父が倒れたときに大きな意味を持ちました。倒れた父を診てくださった救急医と話したとき、もう父は助からないことを悟りました。私は無理な治療は希望せず、自然に終われるようにお願いしました。正月のあの会話がなければ、この決断を簡単にはできなかったでしょう。

このように「もしバナ」は本人の希望を叶えることだけでなく、残される家族にとっても大きな意味を持ちます。起こってほしくはない「もしも」のこと。だけれど、生きている限り、いつかは生じる「もしも」のこと。前もって話しておくことで、その希望は必ず活かされるのです。

さて、先ほどの高木さんも、病気の診断を受けたあと、多くの「もしも」に直面しました。彼女は「もし、仕事を休まなければならなくなったらどうするか」と考え、さらには「もしさらに乳がんが進行して、治らないことが分かったら」という深刻なシナリオも頭をよぎりました。その中で、彼女は「もしも」の仮定で先々のことを考えながら、その上で必要な準備や話し合いをすることにしました。

1つ目の「もしバナ」として、高木さんは職場に自分の状況を正直に伝えることで、必要に応じて休職や短時間勤務などの対応を受ける計画を立てました。また、彼女は仕事の依頼を受ける際に、自分の状況を正直に伝えることで、柔軟な対応を受けることができました。幸いにもライターという仕事の特性上、場合によっては自宅でも続けることができるのは強みでした。

さらに、彼女は「もし、病気が進行してしまったら」という重い問題にも取り組みました。高木さんは、治療の選択肢や進行時を想定して、信頼できる主治医との相談を積極的に行いました。その上で乳がんが転移・再発してしまった際の治療の選択肢やその限界を知り、もしそのような事態になってしまったら、仕事よりも子供など家族との時間を優先したいと考えるようになりました。夫にその気持ちを伝えると「まずはこれからの治療と仕事が両立できるよう応援するけれど、もしものときは家族の時間を最優先に考えよう」と理解を示してくれました。

「もしバナ」は単なる仮想の話だけではなく、未来への具体的なアクションプランともなります。45歳の高木さんも、人生の突然の転機をきっかけに「もしも」の話し合いをすることで、安心して先へ進む道標ができました。

「もしも」は急にやってきます。そのときは、もちろん戸惑い、落ち込み、悩むことになるのは当然です。でも、「もしバナ」を通じて考えてきたことは、必ずやその不安を乗り越え、そのときに自分が最も望む選択をする助けとなってくれるはずです。

3 病気になったら「治療の目標と軌跡」を知る

人はさまざまな病気になります。病気になったとき、まず真っ先にするべきことは病気の全体像を知ることです。

たとえばがんと言っても、発生した部位によって、すべては別々の病気です。たとえば、肺がんと乳がんではまったく別の病気です。さらに肺がんや乳がんの中でも、いくつもの種類に分けられています。ですから、その進み方や治療法についても、すべてがんの種類によって異なります。

自分がなった病気の種類を把握し、その治療法、そして将来どうなっていくのかを知ることは、これからの人生との向き合い方において非常に重要です。

私が甲状腺がんと診断されたとき、真っ先に行ったのは病気の状況を把握し、その治療法だけでなく、先々の見通しまでを正確に把握することでした。最初にあたったのは、先にも紹介した「がん情報サービス」というサイトです。がんと診断された方は、まずこちらのサイトをしっかりと読むことを強くお勧めします。

とくに重要なのは治療の目標、そして先々どうなっていくかを知ることです。もちろん、誰しも最善の可能性を信じたいですが、一方で、一般的にはどのような可能性が高いのかという情報は役に立ちます。

私の場合は手術でしっかり取り切ったあとは、リンパ節や肺へ転移していく可能性があるのですが、その可能性は短い期間では済みません。数十年という長い期間付き合っていく必要があると知り、それを踏まえて今後の人生設計を考えることにしました。

中にはすでに転移をした状況で診断されるなど、完全に治すのは難しいことを知る場合もあるでしょう。そういった場合もどれくらいの確率で治療が効くのか、どれくらいの期間で悪化してしまうのか、場合によっては予想される命の長さといった情報もあるはずです。

これらの情報はつらい内容かもしれません。あくまで一般論であって、自分はもっとよい結果が出ると期待するのは当然なことです。ただ、先の見通しなどなんの道標もないよりは、よい情報かどうかは別にしてなんらかの地図があった方が、きっと迷わず進むことができるはずです。

そして、先の「もしも」この情報に近いことが現実となってしまったら……と考えてみることができれば、「もしも」のときに少しでも希望に近い過ごし方、そして安心して大切な人と過ごすのに役立つかもしれません。

先の高木さんも、治療を始めるにあたり自分の病気のことをしっかり調べました。乳がんの中でもトリプルネガティブといって、いわゆるホルモン治療の効かないタイプのがんで、治療が難しいタイプであることを知りました。

幸いにも転移は見られないので、手術の前後に数カ月間の抗がん剤治療を行い、かつ放射線治療も追加することで、完治は望めるそうです。ただし、治療後も安心はできず、再発してしまったら抗がん剤を続けるしかなく、しかもそうなると治すのは難しいようでした。

彼女はこれらの情報を踏まえて、手術前後の治療を乗り切るまでは仕事をセーブしながら、治療に集中することにしました。家族や職場の人たちにも見通しを伝え、理解してもらいました。また、もちろんそれで完全に治ることを期待してはいるけれど、再発してしまったときは、先の「もしバナ」でしたように、家族との時間を大切に過ごしたいという思いを改めて強くしたのです。

これらはその後の治療経過、そして時代の変化によっても状況は変わっていきます。経過で思いがけないことが起こるかもしれませんし、がん治療も進歩していますから画期的な治療法が出てくるかもしれません。

大切なのは、その都度、信頼できる主治医などから適切に情報を得ながら、家族や職場の人たちとも話し合っていける状況です。治療の目標や今後の見通しを知ることで、海図がない中で海をさまようのではなく、周囲の人々と一緒に乗り越えていく力を得ることができるのです。

4 周囲のサポートがあるから安心して治療できる

病気になっても、そのことを周囲の人には話さずに過ごされる方がいらっしゃいます。先日も、がん治療していたことを公表せずに過ごされた著名人の訃報《ふほう》が届きました。そういった方々の選択は尊重すべきですが、自分の病気や状態を家族や友人、職場の人たちに伝えることで得られるサポートは非常に大きなものです。

たとえば、体調が悪い日や治療により疲れが出たときに、無理をしなくてもいい環境が作りやすくなるでしょう。日常生活のサポートや仕事の調整など、具体的に助けてもらうこともできるでしょう。

そして、心理的な要素も非常に大切です。病気とともに過ごす上での、孤独や不安な気持ち、さまざまな疑問や恐怖は計り知れません。しかし、それを共有することで、励ましや共感、アドバイスを受けることができ、これは大きな支えとなります。

一方、病気の存在を隠し続けることは心の中での負担となります。それをオープンにすることで、自分自身も心が楽になり、生活の質を大切にした健康Ver.2.0が実現できるのです。

私自身、職場の仲間や友人たちに、病気のことを話すことを迷いました。ただ、覚悟を決めて話したことで、仕事や生活の面でも、そして自分の気持ちの部分でも大きくサポートをしてもらいました。これがなければ、私は乗り越えられなかったでしょう。

高木さんも、自分の乳がんについて正しく把握した上で、家族、そして職場でよく関わる人たちには不安を与えない範囲で話すことにしました。最初は、余計な心配をさせてしまうのではないか、自分の仕事へ影響が出てしまうのではないかと迷う部分もありましたが、治療をしっかりしながら、仕事も続けたい思いを打ち明けることで、皆がサポートしてくれるようになり、大きな力を感じることができました。

しかし、病気を公にすることには、ネガティブな部分があるかもしれません。とくにがんと告白することで、いらぬ誤解や偏見、余計な心配をかけることを恐れる方もいるでしょう。だからこそ、伝える相手を選び、適切なタイミングや方法で伝えるべきです。

いまでもがんと診断されて仕事を辞めざるをえなかったという人の話を聞くと、とても残念に思います。がんだからといって、仕事や生活をあきらめる必要はありません。そのためには自分だけで抱えるのではなく、医療者や家族、周囲の人たちにサポートを求めてほしいのです。

結局のところ、病気を抱えながらの生活は、周囲の理解とサポートがあってこそ、より豊かで安心して過ごすことができるのです。身近な人たちとの絆《きずな》を深め、そしてともに乗り越えていくことで、健康Ver.2.0は実現するのです。

5 緩和ケアは「まだ早く」ない

ここまで私の体験談を含めて読んでくださった方は、緩和ケアは終末期だけのものという誤解はすでに解けていると思います。ただ、いざ自分が重い病と付き合うことになったとき、緩和ケアという単語を聞くと「私はそんなに悪いのだろうか」「まだ私には早いのではないか」と思ってしまう気持ちも分かります。

緩和ケアとは、つらさを和らげる治療であって、病気の種類や、その重さ、そして時期などは関係ありません。がんであれば、抗がん剤治療をしているときでも、緩和ケアは重要です。つらさを我慢していて、よい生活が過ごせるわけありません。がん以外の病気、たとえば心不全や肺気腫、神経難病や腎不全、認知症など、命に関わる病気は多くあります。これら命を脅かす病気の方は皆、緩和ケアを大切にしてほしいのです。つらさを我慢しないといけないなんて、おかしな話です。健康Ver.2.0で生きたい人たちにとって、緩和ケアは必要不可欠です。

ぜひ、何かしらの治療を受けている方で、つらさを抱えている人は「緩和ケアを受けたい」と声をあげてください。主治医でもいいですし、がんなどを治療する大病院には患者支援センターがあるはずです。すべてが緩和ケアの専門医の診療に繋がるかは分かりませんが、そのつらさに応じて、緩和ケアを受けるきっかけになるはずです。

もし主治医などから緩和ケアを早めに受診する提案があったときは、「まだ早い」と思わずに、これからの生活のためにぜひ相談してみてください。

さて、乳がんの治療を開始した高木さんに戻ります。彼女は無事に手術を終え、抗がん剤治療や放射線治療をやり遂げ、その後はしばらく平穏な日々が続きました。数カ月おきに病院を受診して、再発していないかの検査を受けます。もちろん不安はありましたが、体調を整えながら仕事も以前同様にこなす彼女の生活は充実していました。しかし、手術から3年が経過したある日の診察。主治医から思いもよらない声かけがありました。

「腫瘍マーカーが上がっているので、少し詳しく検査してみましょう」

腫瘍マーカーとは、がんの種類によって異なりますが、病気の勢いが採血で分かる検査のことを指します。ずっと落ち着いていたこの数字が、急に上昇していたのです。高木さんは生きた心地がしない中、CT検査を受けました。

検査の結果、乳がんが背中の骨に転移していることが分かりました。そうなる可能性は乳がんと診断されたときから、いろいろと情報を知り理解はしていました。でも、いざそうなったときのショックは計り知れないものでした。もう治らない……。一生治療していかなければならない……。もしかしたら死んでしまうかもしれない……。そのような思いが頭を駆け巡りました。

ふと、彼女はあることを思い出しました。これから長く続く治療、こういったときに緩和ケアが助けになってくれるという情報を、賢明な彼女は最初から調べ上げていました。

「私、緩和ケアにも受診したいです」

主治医はまだ緩和ケアは早いのではないかと戸惑いましたが、治療しながら緩和ケアを受けたいという彼女の思いを理解して、緩和ケア医の診察を受けられるよう手配してくれました。

緩和ケア医はこれまでの経過を確認しながら、彼女の話をよく聞いてくれました。「痛みはできるだけ取ってほしいです。そして、治療はしっかりやるけれど、どうにもならなくなったときは仕事ではなく、家族との時間を大切にしたいんです」

彼女は以前から〝もしも〟のときのために考えていたことを踏まえて、自身の思いを打ち明けました。同席した夫も彼女の考えを尊重したいと話してくれました。緩和ケア医は頷きながら、これから治療がうまくいくように一緒にやっていくこと、そして治療がうまくいかないときも高木さんの希望ができるだけ尊重されるように、ずっとサポートしていくことを約束してくれました。

緩和ケアは、どの時期であっても、健康Ver.2.0を維持しながら人生の最期までサポートする大切な伴走者です。ぜひ、緩和ケアはまだ早いと思わずに、皆さんの生活をよくするために役立ててください。

6 痛みを我慢することは人生の損失

私の体験談では、緩和ケア医である私も痛みを我慢してしまっていたことを書きました。人は「これくらいの痛みは我慢してしまおう」とやり過ごしてしまうものです。でも、これは大きな間違いです。

痛みを我慢している間、どうしてもそちらに気をとられてしまって、やりたいことに集中できません。その間の生産性が落ちてしまい、時間の無駄になってしまいます。

いざ、我慢し切れなくなり痛み止めを飲んでも、そこから効いてくるまで時間がかかります。痛み止めは痛み始めに飲まなければ効果が十分得られないという話は前に書いた通りです。火事のボヤのうちに水をかけるというお話でした。

さて、骨転移に対して抗がん剤治療が始まった高木さんは、やはり転移している部分が痛くなってきました。受診している緩和ケア医からは一般的な痛み止めを処方されていましたが、外に出かけるときにはどうしても痛みが悪化して、腰をかばって歩いていました。もう少し強い痛み止めとして、医療用麻薬の頓用の処方も受けていましたが、どうしても高木さんは麻薬という言葉の響きに使用を躊躇していたのです。その状況を見た緩和ケア医は言いました。

「高木さん、痛みを我慢していてもいいことないですよ。麻薬という言葉に抵抗感があるのは分かりますが、私たちが心配なく使えるように工夫します。ですから、まず出かける前に頓用を飲んでみませんか。きっと、前よりも楽に外を出歩けるようになるはずです」

痛みをしっかり緩和したいという、当初の希望を思い出した高木さん。緩和ケア医からの話を受け入れ、まず仕事に出かける前に、処方されていた医療用麻薬の頓用を飲んでみることにしました。言われた通り30分前に飲んでから出かけると、以前よりも楽に歩けている自分に気がつきました。

「先生、こんなに楽になるなら、もっと気楽に飲めばよかったです」

安心した彼女は、外出先でも追加で飲めるように持ち歩き、積極的に医療用麻薬を飲みながら、以前同様の生活を送れるようになりました。

痛みを我慢するというのは、その間の時間を無駄にするだけでなく、精神的にも落ち込んでしまいやすくなるなど、人生にとって大きな損失です。適切に痛み止めを使うことで痛みを我慢せず過ごすことは、健康Ver.2.0の基本です。

7 複数の医師に診てもらう

なんらかの病気になったとき、その治療にあたる主治医が決まるでしょう。信頼できる主治医と巡り合えればよいのですが、コミュニケーションが思うようにうまくいかないこともあるでしょう。病状によっては、治療について意見の相違が生じるかもしれません。

医師との巡り合わせに関しては、正直言って相性もあります。相性が合う医師もいれば、どうしても合わない医師もいるでしょう。ここで大切なのは、複数の医師に診てもらうことです。

まず、セカンドオピニオンをうまく使うことをお勧めします。セカンドオピニオンとは、別の病院の医師に治療方針について意見を求めるものです。いまの主治医に紹介状を用意してもらい、意見を聞きに行きます。いまの主治医と関係が悪くなってしまうのではないかと不安に感じるかもしれませんが、セカンドオピニオンは患者さんの権利として確立しています。

「治療方針について不満に思っているわけではないですが、私にとっても大切なことだから、安心のために別の先生の意見も聞いておきたい」

こういったお願いをすれば、ほとんどの場合は快く手続きしてくれるでしょう。セカンドオピニオンは自費診療なので、やや費用がかかってしまうかもしれませんが、安心のためにはそれだけの価値があるはずです。

複数の医師に診てもらうもう1つの方法は、2人主治医制というものです。とくにお勧めなのが、治療医と緩和ケア医が一緒に診ていくという形です。

先ほどの高木さんは、がん治療医と緩和ケア医が一緒に診ていく形をとりました。それによって、体調の変化や今後の相談など、2人の医師に意見を聞きながら進めていくことができました。医師も違えば、それぞれ話す内容も異なります。

がん治療医は高木さんがとにかく抗がん剤をうまく続けていけるように考えてく

れていましたが、治療を何年と続けていく中で、高木さんはずっと続けることへの負担も感じるようになっていました。

「いつまで、この治療が続くんだろう……。少し疲れたな……」

そんなとき、面談の中で緩和ケア医は、「抗がん剤はただ続けるだけでなく、大変なときには少し休みたいと言ってもいいのですよ」と話してくれました。そこで彼女は、家族で海外旅行に行きたいと思っていて、そのために1回くらい抗がん剤をお休みしたいという希望を打ち明けました。

「がん治療医の先生とも話しておくから、ぜひ旅行へ行けるように応援しますよ」

緩和ケア医の言葉に、治療を休むという選択肢もあることを知って、ほっとした高木さん。その希望を聞いたがん治療医も、そういうことならと治療のスケジュールをうまく調整してくれました。

病気の経過によってさまざまな問題が生じる中で、気掛かりの内容も変わっていきます。複数の医療者に関わってもらうことは、味方を少しでも増やして、健康Ver.2.0を維持しながら過ごしていくのに欠かせません。この場合、緩和ケア医でなくとも、地元のかかりつけ医など、親身に相談にのってくれる人がいればいいでしょう。

8 病気になっても「病人」にはならない

私たちはいつか病気になることは避けられません。老若男女を問わず、病気になる可能性は誰にでもあります。しかし、ここで大切なのは「病気」になっても「病人」にはならないという考え方です。これは、病気の診断を受けたからといって、それによって自身の生き方や大切にしてきた価値観は変わらないということです。

重い病になってしまった方の中には、その病気ばかりにとらわれてしまい、すべて病気を中心に物事を考えてしまう人がいます。病気をよくするためどう過ごしたらいいか、そんなふうに考えて24時間を過ごしてしまう。このように病気のことばかり考えていると、本物の病人になってしまいます。病気はあるかもしれないけれど、その前にあなたは日常生活を送る1人の人間なのです。

病気になっても、日常生活における趣味や興味を持ち続けることで、自分自身を「病人」としてではなく、1人の人間として生きることができます。家族や友人との関係も、病気を抱えているからといって必ずしも変わるわけではありません。大切なのは、病気であるということを超えて、自分自身を大切に生きることです。

乳がんで抗がん剤治療を続けてきた高木さんは、治療の結果や副作用などに一喜一憂しながら、それ以外の時間は体調の許す範囲で仕事を続け、子供との時間を何より優先して過ごしました。

「仕事をしていたり、子供と遊びに行ったりするときは、病気のことを忘れられるんです」

緩和ケア医との診察の際、彼女はそう笑って話してくれました。

病気を持ちながら健康Ver.2.0を追求する中で、身体の不調など気になることもあるでしょう。しかし、その際も、病気を持つ「自分」は病人である前に、普通に生活する1人の人間であることを思い出しましょう。病気と向き合いながらも、心の持ち方や家族や友人からの支えにより、健康を保ち続けることが大切です。

9 「死ぬまでにやりたいことリスト」を作る

健康Ver.2.0の要件として、「やりたいことや生きる目的など、自分自身を知ること」を挙げました。とくに病気を抱えながら生きる人にとって、時間やエネルギーは有限であることを意識する必要があります。限られたものを有効に活用するためには、やりたいことを可視化することをお勧めしています。

「死ぬまでにやりたいことリスト」とは、文字通り自分が一度は体験してみたい、達成したいと思うこと、そしてやらずに死んだら後悔することをリストアップするものです。それは壮大な冒険でもいいし、小さな日常の中のものでも構いません。その大小は関係ありません。重要なのは、それが自分の内なる声や素直な欲望から湧き上がってくるものであるということです。

リストを作成することで、目標を明確にして、限られた時間を有効に活用することができるでしょう。このリストは、日常に新たな刺激をもたらし、項目を1つずつ達成する喜びを感じさせてくれます。病気になっても病人にならないためにも、このリストは役立つでしょう。

人生の中で長い時間を経ると、やりたいことや達成したい目標は変わることもあります。それは自然なことで、成長や環境の変化、新たな経験からくるものです。「死ぬまでにやりたいことリスト」を定期的に見直し、更新することで、自分自身を知る作業はずっと続くのです。

たとえば、高木さんのやりたいことリストには、簡単なものから難しいものまでさまざまな項目が並んでいます。東京の高級ホテルでアフタヌーンティーするというものから、ライターとして書き上げてきた文章を書籍として出版する、そして家族でホノルルマラソンに参加するというものまで。

これらは漠然とやりたいと思っていたけれど、少し無理してでも意識しないとできないことばかり。でも、そのリストがあったからこそ、彼女は夢の実現に向けて動くことができたのです。長く続く抗がん剤治療の中で、主治医に許可を得て治療を1回休み、家族でホノルルに向かいました。

このリストを作成する行為は、単に目標をリスト化するだけではありません。それは「自分の人生の地図」であり、自分自身を形にしたものです。だからこそ、リストを作成し、目標の達成に向けて行動してください。ここで新たな発見を楽しむことが、Ver.2.0の健康に生きる秘訣《ひけつ》となります。

10 治らないことを知ったときに読んでほしいこと

乳がんの治療を受けながらも、高木さんはこれまで健康Ver.2.0を維持してきました。抗がん剤の効果がなくなるごとに、またがん治療医と相談しながら新しい治療に切り替えて続けてきました。しかし、いよいよ治療の選択肢がなくなってきたことを悟ります。いま行っている抗がん剤治療の効果がなくなると、もうできる治療がないことを知っていました。

この高木さんのように、いよいよ治療が難しくなってきていること、すなわち自分の死が現実に近づいていると悟るのはとてもつらいことです。なんとかできる治療はないかと、模索する気持ちはあって当然のことです。場合によっては、複数の医療者に聞くことの大切さを踏まえて、セカンドオピニオンに行くのもよいでしょう。

しかし、実際には時間が限られています。この限られた時間を過ごす上で、ここでまた大切になってくるのが、皆さんの人生で一番大切なのは何かということです。高木さんは「もしも」のことを以前考えたとき、再発して治療の限界が迫ってきたときは何より子供など家族との時間を大切にしたいという希望を持っていました。高木さんは、いまも変わらないその気持ちを夫や主治医たちに伝えました。

「仕事と両立しながら治療をがんばってきたけれど、正直けっこう身体はきつくなっています。これ以上、無理に治療を続けていくと、家族と過ごす時間まで失ってしまいそうで……。もう治療はやめて、みんなと一緒に好きなことをして過ごしたい」

高木さんの気持ちを聞いた周りの人たちは、以前からの「もしも」の話し合いの中でそのような希望を持っていることを覚えていました。そして、残りは限られた時間であることを踏まえて、懸命に彼女が出した答えを尊重することにしました。

抗がん剤治療をやめることで、幸いにも少し身体の負担が楽になった高木さんは、体調の落ち着く時間を取り戻しました。そこから数カ月、彼女は「死ぬまでにやりたいことリスト」の総決算とばかりに、家族とともにその目標をクリアするために取り組みました。

彼女がやりたいこととしてずっと残しておいた「夫と手を繋いでデートに行く」という目標も、ついにクリアすることができました。子供が生まれてからそのような機会はいつの間にかなくなっていたので、結婚前の気持ちを少し思い出したかったのです。

いよいよ病気が進行し、自宅でも介護が必要となってきた高木さん。夫は家族と一緒に過ごしたいという妻の気持ちを大切にして、自分の仕事をセーブし、介護休暇を取得して、最期まで自宅で看病することを決めました。緩和ケア医が自宅にも往診し、痛みなどの身体のつらさは和らいで、彼女は穏やかに過ごすことができました。高木さんは治らない病気になったとき、いつかこのような日が来ることを覚悟していました。しかし、生活の質を重視する健康という意味では、彼女は最期まで健康に過ごすことができたのです。

ここまで高木さんの物語はいかがでしたでしょうか。高木さんにとって、最も大切だったのは自分で決めることができたということです。最後に治療をやめて、自分の時間を大切にするという選択も、周りからの押しつけではなく、自分で決められたことに意味があります。治療をやめるだけが選択ではありません。最後まで病気に立ち向かい、戦い続けることもまた選択です。大切なのは、最初から自分で知り、大切な人たちとも話し合いながら、自分で決められるということです。これが、健康でいられる上ではとても大切なのです。

おわりに

人は最期まで健康に生きることができる。

そう私が実感するきっかけとなった、川田さんという患者さんとの話を最後に紹介します。

川田さんが最初に私の外来を受診されたのは、もう5年以上前のことでした。80歳近かった彼は、胆管がんというがんの中でもとくに難治性の病気と診断され、がん専門病院で手術を勧められていました。しかし、すでに高齢であったことから、無理な治療はしない方がいいのではないかという迷いもあり、緩和ケアについても話を聞いてみたいと私のところを訪れたのでした。

「治療しなかったらどうなるんですか。痛みは取ってくれますか。私は家で好きにお酒を飲みながら過ごしたいのです」

もともと物書きの仕事をしていた彼は、古びた一軒家で奥さんと2人暮らし。他に家族はいませんでした。彼はその家で本を読んだり、友人と話したり、気が向いたときには執筆するなど、自由気ままな生活を送っていたのです。

「痛くなったとしても、私が和らげる治療をしっかり行うことはできます。ただ、手術ができるならばしてもらうという選択肢も考えてみてください。病気の根本を取ってさえいれば、たとえ再発したとしてもその部位が痛くなる確率は減るでしょう。逆に根本の部分がそのまま悪化してしまうと、すぐ近くの肝臓もダメージを受けて、お酒を美味しく飲めなくなってしまうかもしれません」

痛みやお酒という生活に直結する視点で手術を勧めるという考え方は、川田さんの心に響いたようでした。

「分かった、先生。手術してみるよ。でも、悪くなったら先生よろしく頼む」

そう言って、がん専門病院に戻った川田さんは、胆管がんの手術を受けました。術後、私のところに報告に来てくれて、意外と大変でなかったと私を安心させてくれました。自宅では好きにお酒を飲むなど、相変わらずの生活を過ごされているようでした。

それから2年。川田さんは、また私のところを訪れました。

「先生、再発したみたい。抗がん剤を勧められたけど、もう俺はいいよ。したって大変な思いして延命できても仕方ない。これまでと同じように、家で好きに過ごせた方がいい。先生、家でよろしく頼むよ」

がん専門病院からの紹介状には、手術した部分に再発が見られ、抗がん剤治療を勧めたが本人が希望しなかったと記載されていました。

「先生が言っていた通り、病気が悪くなっても痛くないし、この通り元気だよ。お酒も美味しい」

と、手術したことを後悔されてはいないようでした。

「分かりました。たしかに抗がん剤は川田さんが望む生き方には、あまり合わないかもしれませんね。では、これから私がずっと診ていきますよ」

胆管がんの場合、抗がん剤治療が効く確率はあまり高くありません。私は、副作用などで身体に負担をかけるくらいなら、その時間をもっと有意義なものに使いたいという川田さんの気持ちを理解したのです。

それからしばらくは私の緩和ケア外来に定期的に通院されていたのですが、やがて通院も負担に感じるようになり、本人が言う古びた自宅に往診するようになりました。

「こんなボロ家に来てくれて悪いね。でも、ここが俺の大切な場所なんだ。ここで最期まで好きに過ごせたら、こんなに幸せなことはない」

川田さんの自宅は下町の一軒家。小さな庭があって、小鳥のさえずりが聞こえてきます。その庭を眺めながら、川田さんはこれまで通りの生活を続けていきました。自宅には、いつも私が頼りにしている訪問看護師さんも訪れるようになりました。みんな川田さんの自由奔放で、悠々自適な生き方の虜《とりこ》になっていました。

川田さんは少しずつ体力が低下し、痩せてはきていたものの、痛みもなく穏やかに過ごしていました。

「もっと早くお迎えが来る予定だったのに、先生や看護師さんたちのおかげでこんなに元気に過ごせていますよ。お酒も美味しいんです。どうしてくれるんですか」

と笑いをとりながら、いつも川田さんは自宅での様子を聞かせてくれます。

その後、少しずつではありますが、がんは確実に川田さんの身体を蝕んでいきました。お腹が張るようになり、痛みも出てきました。私は医療用麻薬などを用いて、適切な緩和ケアの治療を行い、それらの症状を和らげました。

それでも体力が落ちていくことは避けられません。次第に部屋の中で歩けなくなり、食事も少ししかとれなくなりました。献身的な奥さんは、川田さんが気持ちよく過ごせるように、少しでも口に合う食事の支度から、オムツの交換までテキパキとこなします。

「いろいろと負担をかけているけれど、本当によくできた妻なんです」

と奥さんへの感謝の気持ちも忘れない川田さん。

これまで会うべき友人などには多く会ってきたものの、最後は連れ添った奥さんとの2人きりの時間でした。せん妄という死期が迫ってきたときの混乱が見られ、辻褄《つじつま》が合わない会話も増えてきたものの、奥さんはしっかり最期まで自宅で看病されました。

川田さんは自分自身の病気を知り、自分で最期までの治療をしっかりと決め、その通りに過ごされました。奥さんや私たち医療者、そしてご友人などとの関係を大切にされていました。自宅での生活は、ゆっくりとした時間が流れ、好きな時間に本を読み、好きな時間にお酒を飲む。余計なエネルギーを消費せず、体力温存ができていました。そして、何より緩和ケアでできるだけ苦痛を和らげる治療を受けてこられました。まさに私の考える健康Ver.2.0を最期まで貫かれた生き方でした。

どれだけ年を重ねても、病気になっても、人は健康に生きることができるのです。

＊　＊

私は患者さんのつらさを和らげる、緩和ケアを専門にする医師です。これまで一般の医師よりも、患者さんのつらさに気を配れているという自負がありました。

そんな私が甲状腺がんと診断され、治療を経験していく中で、愕然としました。緩和ケア医として気にかけてきたことよりも、患者さんははるかに多くのことを我慢していたのです。いくら患者さんのつらさに関わろうとしても、当事者にならないと分からないことが多かったのです。

この本を書く決意をしたのは、患者として医療者としての経験を持つ私だから伝えられることがあると考えたからです。この経験が、両者のギャップを埋める一助となればと期待しました。

そして、終末期だけのものと誤解されがちな緩和ケアが、実際には「生活の質を高めるためのもの」、すなわち「健康Ver.2.0に生きるためのもの」であることを多くの方に知っていただきたいと思います。

人は誰しも年を重ねていきます。年をとり、場合によっては病気とともに生きる人々に、この本が指針となってくれれば、これ以上の喜びはありません。

最後に、私のがん治療を支えてくれた医療チーム、家族、仕事仲間、友人たち、そしてSNSを通じて応援してくれた世界中の方々に、心からの感謝の気持ちを伝えたいと思います。

2023年11月

廣橋 猛

廣橋 猛（ひろはし・たけし）

永寿総合病院がん診療支援・緩和ケアセンター長。2005年、東海大学医学部卒業。三井記念病院内科などで研修後、2009年、緩和ケア医を志し、亀田総合病院疼痛・緩和ケア科、三井記念病院緩和ケア科に勤務。2014年から現職。病院での勤務の傍ら、浅草にある野中医院にて在宅医療にも携わる。病棟、在宅と2つの場で切れ目なく緩和医療を実践する「二刀流」緩和ケア医。主な著書に『素敵なご臨終　後悔しない、大切な人の送りかた』（PHP新書）など。

𝕏（Twitter）：@hirohashi_med

カバーデザイン	西垂水敦・市川さつき（krran）
本文デザイン	沢田幸平（happeace）
カバーイラスト	Aki Ishibashi
DTP	思机舎
校正	山崎春江
編集	金子拓也

がんばらないで生《い》きる

がんになった緩和《かんわ》ケア医《い》が伝《つた》える「40歳《さい》からの健康《けんこう》の考《かんが》え方《かた》」

2023年12月1日　初版発行

著者／廣橋《ひろはし》 猛《たけし》

発行者／山下 直久

発行／株式会社KADOKAWA
〒102-8177　東京都千代田区富士見2-13-3
電話 0570-002-301(ナビダイヤル)

印刷所／TOPPAN株式会社
製本所／TOPPAN株式会社

●お問い合わせ
https://www.kadokawa.co.jp/ (「お問い合わせ」へお進みください)
※内容によっては、お答えできない場合があります。
※サポートは日本国内のみとさせていただきます。
※Japanese text only

定価はカバーに表示してあります。

ISBN 978-4-04-606547-6　C0095